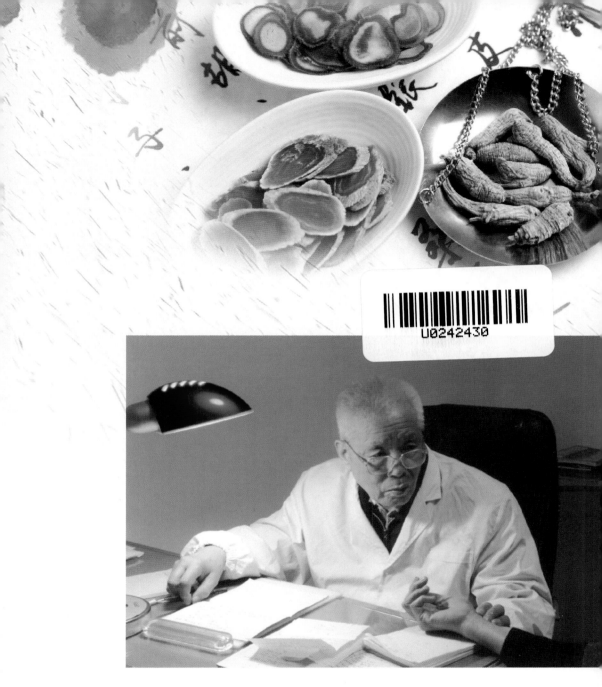

望闻问切　诊察患者

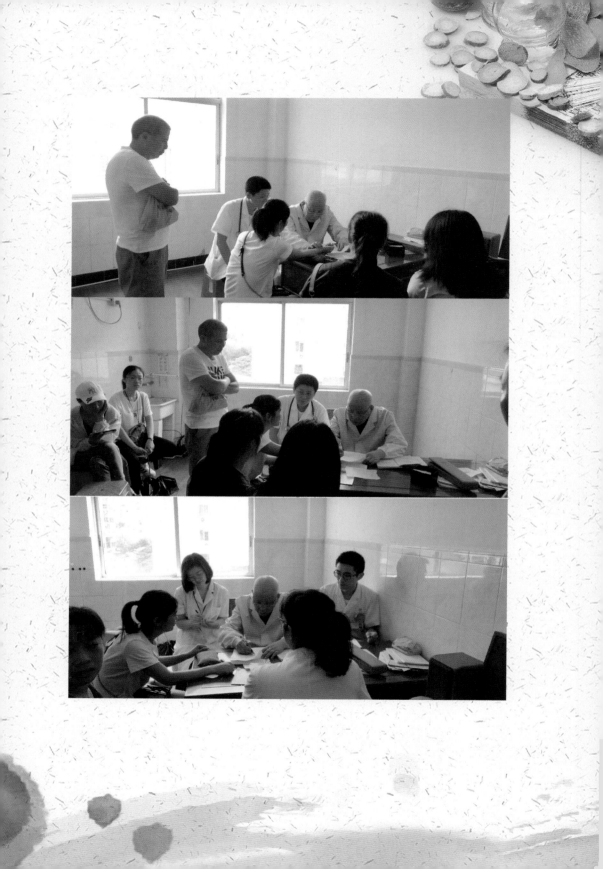

诊治病人 认真负责
跟师学习 吸取经验

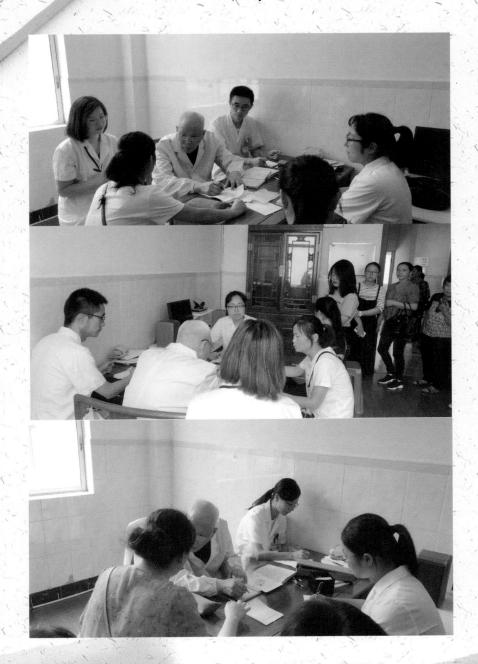

茅汉平

博览古书　寻求古训

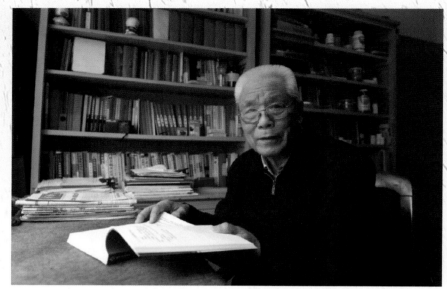

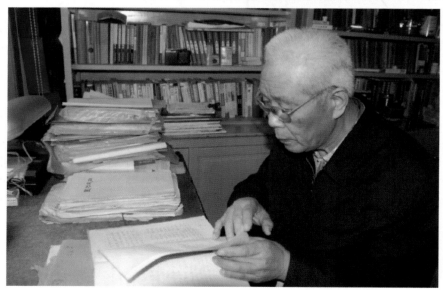

兢兢业业　整理医案

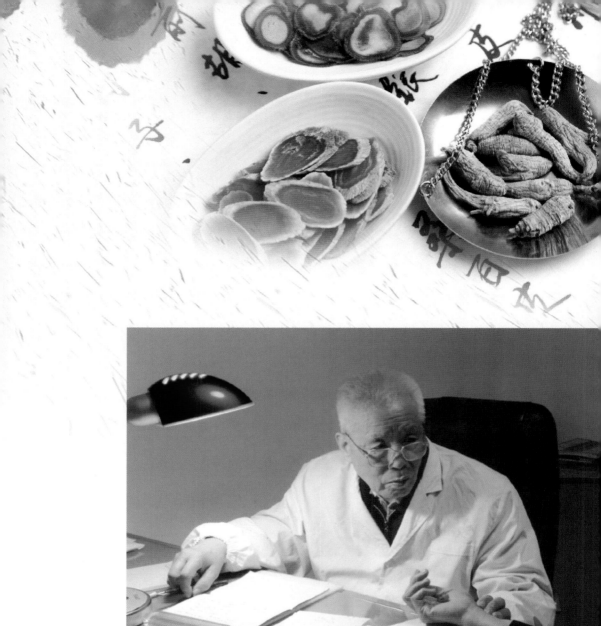

望闻问切 诊察患者

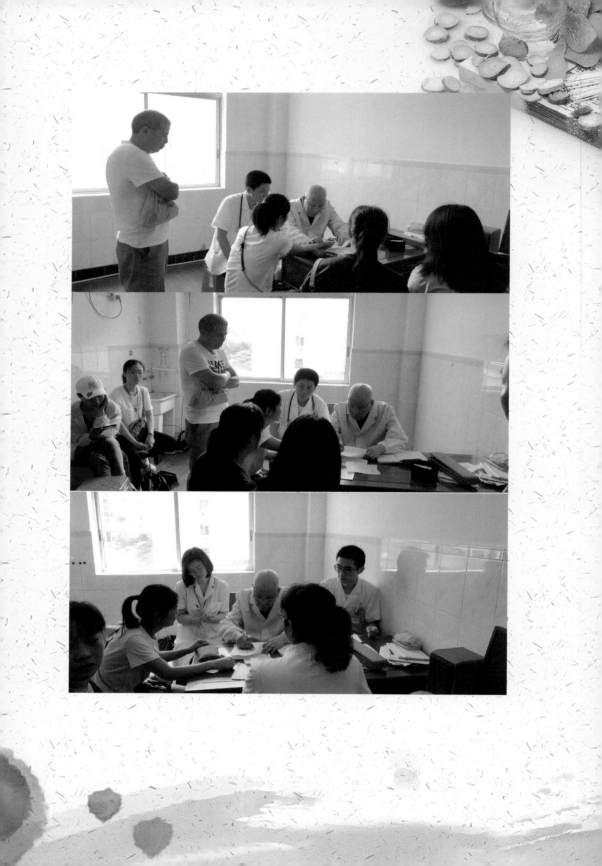

诊治病人 认真负责
跟师学习 吸取经验

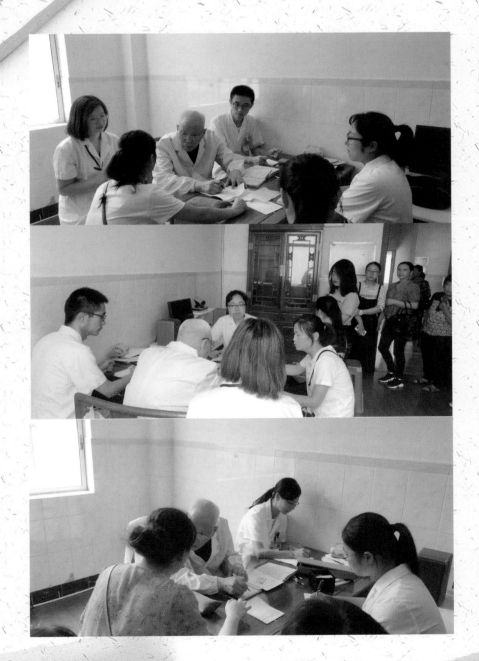

博览古书　寻求古训

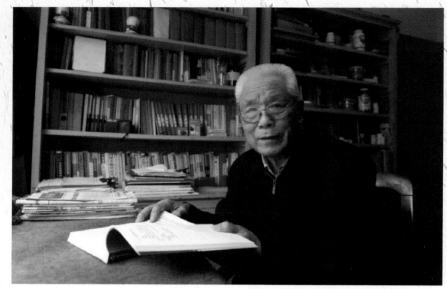

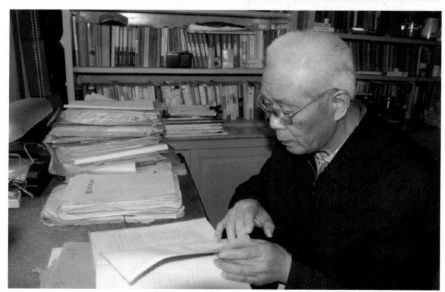

兢兢业业　整理医案

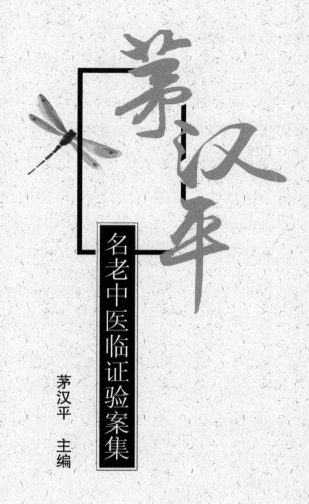

茅汉平

名老中医临证验案集

茅汉平　主编

东南大学出版社
SOUTHEAST UNIVERSITY PRESS

·南京·

图书在版编目(CIP)数据

茅汉平名老中医临证验案集 / 茅汉平主编. — 南京：
东南大学出版社，2021.10(2023.7 重印)
ISBN 978 - 7 - 5641 - 9719 - 3

Ⅰ. ①茅… Ⅱ. ①茅… Ⅲ. ①中医临床-经验-中国
-现代 Ⅳ. ①R249.7

中国版本图书馆 CIP 数据核字(2021)第 200305 号

茅汉平名老中医临证验案集
(Mao Hanping MingLaoZhongYi LinZheng Yan'an Ji)

主 编	茅汉平
出版发行	东南大学出版社
出 版 人	江建中
社 址	南京市四牌楼 2 号
邮 编	210096
经 销	新华书店
印 刷	广东虎彩云印刷有限公司
开 本	700 mm×1000 mm 1/16
印 张	15.25
字 数	260 千字
版 次	2021 年 10 月第 1 版
印 次	2023 年 7 月第 2 次印刷
书 号	ISBN 978 - 7 - 5641 - 9719 - 3
定 价	45.00 元

(本社图书若有印装质量问题，请直接与营销部联系，电话：025－83791830)

《茅汉平名老中医临证验案集》

编委会成员

主　编：茅汉平

参　编：（以姓氏笔画为序）

王晓炜　　刘运超　　江汉荣　　杜雪丹

李　楠　　何新建　　沈丽平　　张　慧

陆凤鸣　　陈　杰　　茅蕴玉　　季　桢

秦　佩　　夏云强　　钱海绵　　徐欢欢

黄亦曼

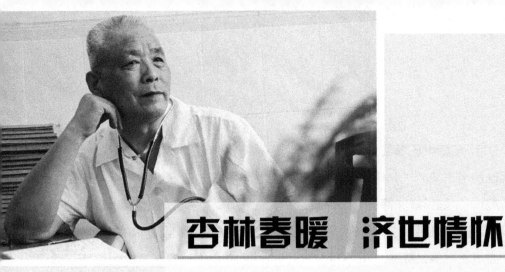

杏林春暖　济世情怀

——记江苏省名中医茅汉平先生

茅汉平

生于 1933 年，江苏省南通市海门区树勋乡红旗村人。主任中医师，原海门县中医院副院长，退休至今仍废寝忘食诊治患者。几十年来孜孜不倦钻研医术、悬壶济世惠泽一方，深受当地百姓的尊敬和爱戴，更获得了无数荣誉，被评为江苏省名中医，享受国务院特殊津贴。

自幼立志　勤学不辍

茅老幼承庭训，年甫十岁，慈母见背，遂遵"为医济人"之遗训，矢志习医。十二岁就读于兰陵医校（亦称国医学院），后因战乱而停办。乃转学于启秀中学，学业之余，诵习《黄帝内经》《伤寒论》《金匮要略》《珍珠囊雷公药性赋》《医学心悟》《温病条辨》《时病论》诸书而不辍。所习歌赋文章，多能背诵如流，中学毕业后，受业于名医樊方达。樊氏学贯中西，名闻遐迩，茅老博闻强记，历三载而薪传。

师承名医　医术渐长

1947 年随樊氏悬壶于沪上，后徙崇明县新河镇应诊，诊余之暇，继续研习中西医药与古文。1949 年返回故里，服务桑梓。时值名中医陆平一于海中区医院施诊。陆氏好文精医，于仲景之学尤为精研。茅老乃负笈拜读门下。陆授以长沙辨治伤寒杂病心法。名中医邱竹君与陆交游频繁，茅老颇得邱氏器重，亦师之，学业益进。1950 年 6 月偕曹鸣伯、郁志达等创办联合诊所于海门头甲镇，业兼中西医内外诸科，治病多验，颇得病家信赖，由于医名日盛，跨海门、启东、南通三县。其门若市，大有应接不暇之慨。然于学业仍浏览群书，持之以恒，勤于积累，每有疑窦，辄问难于业师，求教于先达，拜读先贤述著，必得惑解而后已。

学以致用　治病传道

1953 年 8 月入南通专区中医进修班学习，成绩拔萃，于西医之学更有进取，1956 年 4 月调中共海门县委地方病防治办公室任职，常深入乡里为群众防治疾病，岁末转为国家工作人员。1957 年 9 月投考录取于江苏省中医学校医科进修班，聆听吴考□、周筱斋、李春熙、孟景春、孟澍江、曹种苓诸老师谆谆教诲，获益良多，在临床、科研、教学诸方面均奠定坚实基础。1958 年 10 月毕业返县，执教于海门县卫生学校（1961 年改称海门县卫生干部训练班），除任教中医班基础、临床课外，兼授西医班部分基础课程，并开展中医学术活动。1965 年 12 月受南通专区卫生局、海门县卫生局委派，于余东乡举办半农半医卫生班，历时两年余，为余东、树勋、正余三乡培养乡村医生，改善当地缺医少药状况。在教务之暇，热情为当地群众防治疾病，深得当地干群好评。1969 年 9 月转调海门县人民医院中医科任科组长。长期承担中西医学院校实习生、进修生的带教任务。积极工作，教学相长，成绩斐然。1980 年晋升主治中医师。 1982 年 2 月调海门县中医院任业务院长，具体负责中医业务领导工作。历任海门县医学会中医学组副组长、副理事长，南通市中医学会理事，江苏省中医学会会员，被推选为政协南通市第五、六届委员会委员。 1984 年任海门县政协中药咨询服务组副组长。 1985 年 10 月受聘于上海中医学院函授大学，任普及班教师，负责启、海两县辅导站工作。 1985 年 6 月加入中国共产党。 1988 年晋升副主任中医师，1991 年晋升主任中医师。 茅老作为海门地区最早的主任中医师，在业务岗位上兢兢业业，为发展中医工作呕心沥血，不辞辛劳，作为分管中医的海门县医学会的副理事长，他多次组织召开全县老中医座谈会，定期举办中医学术讲座，交流学术经验，为传承发展中医药事业做出了令人敬佩的贡献。

兼收并蓄　自成风格

韩退之云："业精于勤荒于嬉，行成于思毁于随。"茅老素性沉静，寡于言辞，自幼好学，酷嗜中西医学及文学，未尝一日嬉戏蹉跎，浏览历代名著，于金元四大家及明清诸温病学著作尤多钻研。 今之中西主要医籍、期刊力求过目，不断更新知识，为了解国内外中医学术动态，半百之龄，常求教于先达，切磋于同道，取人之长、补己之短，锲而不舍，学而不厌，矢志攀登，终于形成了自己的学术特点。

一、取西之长，为中所用，辨证与辨病合参

祖国医学历史悠久，对中华民族的繁衍昌盛具有不可磨灭的功绩。 中医与西医相比，各有所长，若能取西医之长为中医所用，对中医科学水平的提高无疑是有益的。 茅老身体力行，以现代西医诊治知识结合中医诊察辨治所长，借以作出较为正确的诊断和治疗措施。 如腹痛一症，以胆道蛔虫症与急性胰腺炎而言，两者皆可表现上腹疼痛，然其施治有所不同，前者用乌梅丸化裁，后者用清胰汤损益。 又如阳黄热重型，属病毒性肝炎者，治予茵陈蒿汤加板蓝根、连翘

等清肝解毒；属胆石梗阻者，宜投大柴胡汤合胆道排石汤加减以利胆排石。取西之长，为中所用，辨证与辨病合参，是茅老治绩卓著、医名隆盛的主要原因。

二、重视扶正，毋忽祛邪，推崇治养结合

茅老认为：病症不外虚实二证，治疗不越补泻二法。外感多实，内伤多虚；外感治宜急，内伤治宜缓；治外感表证，无汗或汗出不彻者，无论风寒、风热，均宜因势利导，汗而解之，欲求汗解，宜进辛温宣解之药，即如风热表证，亦应于辛凉解表剂中酌加一二味辛温发汗之品，如荆芥、防风、羌活等，因辛凉解表之药发汗力稍弱，辛温宣解之药发汗力较强，药后易收"体若燔炭，汗出而散"之功，故茅老尝云银翘散中伍荆芥，羌活蒲兰汤中君羌活，正柴胡饮中有防风，准此意尔。服表散剂后，宜多饮水以资汗源，汗后宜进糜粥及糖盐开水以自养，以复胃气。

治疗内伤杂病，茅老善辨脏腑、阴阳，气血之偏颇而缓事调理之。然势急者，必从急处治。如治腹痛实证，因证擅用攻积导滞之法，曾治王姓妇人，重身七月，猝患肠梗阻，腹胀便秘，矢气不通，畏惧手术，求治于中医。茅老胆大心细，行方智圆，为疏大承气汤加味，攻坚削积、通腑导滞，二帖甫尽，频转矢气，便通而愈。又如治叶姓女，崩中，面㿠肢冷、汗出淋漓，脉微欲绝，已呈气随血脱之势，急投红参 30 g、黄芪 40 g、阿胶 20 g 烊化，煎汤送服参三七末 3 g，竟获崩止汗收、肢温脉复之效，继予调理而愈。

茅老对肝胆病、肿瘤亦倾心研究，颇具心得。曾治陈某案，因患横结肠瘤肿，术中已见腹腔转移，术后经月、纳运不健，面晦神惫，形瘦便溏，畏寒肢冷，夜寐不实，脉濡细，苔薄白，舌淡胖，证属脾胃气血俱虚，痰湿瘀毒留恋，经中药调治一年余，精神日振、体重增加，眠、食、二便如常而恢复工作，随访 15 年，未见复发。

扶正祛邪是中医治疗之总则。正邪相持，祛邪即所以安正；正虚邪微，扶正即所以祛邪，扶正祛邪，因证而施。总之，重视扶正，毋忽祛邪，邪去过半，注意食疗，可收"食养尽之"之效。

三、助脾之升，顺胃之降，善于调理中州

脾胃为后天之本，气血生化之源。人体既生之后，须赖水谷精微以充养，因而调理脾胃是中医临床重要治法之一，在李杲《脾胃论》的启迪下，通过临床观察认为：无论外感内伤诸病，皆可影响脾胃，因而临证调治必须注意顾护脾胃。如脾阳不振，胃家寒湿，治宜温燥升运，喜用理中汤、补中益气汤，以获温中燥湿、益气升陷之功；阴虚燥热，肺胃津伤，法宜甘凉濡润、滋养胃阴，喜用益胃汤、沙参麦冬汤、麦门冬汤等化裁，可收阴复胃降之效。脾胃为阴阳升降之枢，脾胃健旺则阴阳升降正常。如治慢性肝炎，重视调理脾胃、培土荣木，多见良效。

调理脾胃强调补脾勿呆滞，降胃避耗阴。故临证遣药，常以党参配谷芽，白术配枳壳或鸡内金，黄芪配陈皮，以取补而不壅之效；降逆止呕常用姜半夏，但以其性温燥，中寒痰湿者配陈皮、茯苓，以降逆和胃、燥湿化痰；治胃阴不足胃气上逆者，配麦冬以顾护胃阴，可收降逆养胃之功。

茅老在丰富的临床实践经验基础上认真总结，撰写论文 16 篇，参编《金匮要略译释》《实用方剂辞典》，主编《常见内科病中医辨证论治纲要》《常见妇科病中医辨治纲要》《针灸科常见病症配穴纲要》。

由茅老领导的科研课题有：1980 年开始的"207 胃片"，1985 年开始的"生脉复律糖浆""通脉复流糖浆""导水丸""离照膏"，1986 年开始的"乙肝解毒膏""健脑益智糖浆"，1989 年开始的"外用消肿解毒膏""软肝缩脾膏""消瘤蠲痹膏""通便茶""愈疡散"等课题研究均取得了令人满意的疗效，其中"健脑益智糖浆"至今仍为海门市中医院的内制剂，对治疗大脑皮层疲劳综合征能获得较为满意的疗效。

悬壶济世　赤子情怀

　　悬壶济世数十载，茅老以其精湛医术与高尚医德赢得同行和后学者的尊崇，亦博得了广大百姓的信赖。茅老现已八十一岁高龄，登门求治者仍络绎不绝，面对四面八方慕名而来的患者，茅老热情接待、悉心诊治，不问贵贱贫富、普同一等，从不推诿。日复一日废寝忘食终致积劳成疾。即便身在病榻，茅老仍心系患者，身体稍好便又开始应诊。虽然岁月无情，容颜和躯体悄然改变，但是茅老救死扶伤、解人困苦的赤子情怀从未改变。

　　精研医道，心怀至诚。六十余年来，茅老用自己的言行完美地诠释了"精""诚""仁""和"的祖国医学传统美德，令后辈敬仰，堪称楷模。我们衷心祝愿茅老身体安康、情怀不老，为中医药事业的薪火相传继续增光添彩！

何建新　戴海强

2021 年 7 月

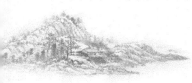

目录

第三篇　临证经验篇

第一篇　方药心语

 白　术

【主治】脾虚泄泻、水肿尿少、气虚自汗，经常使用白术，尤其是水肿臌胀（肝硬化腹水）、血浆蛋白值低下者，重用炙白术，利水消肿作用甚佳。

【指征】食少腹胀、倦怠无力、面色萎黄、大便溏泻清稀、水肿尿少、自汗身冷、腰部酸重，舌苔白腻、舌质胖淡，脉象濡细。

【禁忌】凡见身热无汗、腹胀拒按、大便燥结、泻下臭秽、口舌干燥、舌苔黄燥、舌质红绛，属风热表实、邪热内蕴、津亏液燥、营血有热者，不宜使用白术，用之可有助热增满、耗阴动血之变。

【配伍】

配炒党参、炙甘草，治脾胃气虚，食少便溏；

配炒枳实，治脾虚气滞（消化不良、胃肠胀气）；

配炙鸡内金，治脾胃虚弱，食滞不化（消化不良）；

配山药、炒扁豆、茯苓，治脾虚泄泻（消化不良性腹泻）；

配黄芪、浮小麦，治表虚自汗；

配黄芩，治内热胎动；

配炒杜仲、桑寄生，治脾肾两虚之腰酸困重；

炙白术 30～60 g，配大腹皮、猪苓、泽泻，治脾虚水肿臌胀；

焦白术 20～30 g，配炒防风、炒白芍、广陈皮，治腹痛肠鸣泄泻；

配桂枝、茯苓、炙甘草，治脾阳不振、痰饮内伏之咳喘；

配制川乌，治寒湿痹痛；

焦白术 20 g，配淡干姜 4 g、炒党参 15 g、煨豆蔻 10 g，治脾肾虚寒泄泻；

焦白术20 g,配泽泻60 g,治饮邪上逆之眩晕(内耳性眩晕)。

【用量】6~60 g。最大用量每剂60 g,治脾虚水肿如低血浆蛋白性水肿;最小用量每剂6 g,治内热胎动,配黄芩用之。

【体会】白术苦、甘,性温,具有补脾燥湿、利水止汗之功,对脾阳不振、运化失职、水湿内停而致痰饮、泄泻、痞满等病症较为适宜。由于炮制不同,其功有异。生白术燥湿利水作用较好;焦白术健脾止泻之功为胜;临床用治脾虚水肿臌胀,则用蜜炙白术,每剂用至30~60 g,酌配枳壳、陈皮、大腹皮等,不仅能增强润燥健脾之功,而且利水消肿之力亦大增。

02 丹 参

【主治】血热血瘀所致胸痹心痛(冠心病、心绞痛);胁下癥积(肝脾肿大);腹痛、痛经常用丹参。

【指征】经行困难;刺痛不移,有块可癥;久病怪病;舌质紫气紫斑、脉涩。

【禁忌】本品凉血活血,出血性疾病慎用,误用后有动血伤营之弊。

【配伍】

配当归,治月经不调,痛经、闭经;

配益母草、制香附,治经行不畅;

配失笑散、益母草,治产后瘀血腹痛,闭经腹痛;

配三七末、落得打,治跌打损伤疼痛;

配桃仁、制乳香、制没药,治宫外孕;

丹参30 g,配檀香6 g、佛手10 g,治胸痹心痛;

丹参30 g,配三棱15 g、莪术15 g,治肝脾肿大,腹中癥积;

配炮山甲、皂角刺、银花、连翘,治疮疡、乳痈;

丹参30 g,配当归20 g、玄参30 g、金银花30 g,治血栓闭塞性脉管炎;

配柏子仁、酸枣仁、夜交藤,治心悸失眠。

【用量】10~30 g。丹参的最大用量每剂30 g,如治胸痹心痛(冠心病、心绞痛)、血栓闭塞性脉管炎;最小用量每剂10 g,如治血瘀痛经、月经不调等。

【体会】丹参凉血活血、养血安神,前人虽有"一味丹参,功同四物"之说,但凉血祛瘀之功颇佳,而养血作用较弱,故血热血瘀用之较多,养血方中用之较少。由于其性味偏凉,凡阳虚寒盛而血瘀,血瘀而出血症状明显者,均宜注意配伍使用,如寒瘀者配桂枝、川芎;出血者配三七、藕节炭等。

03　黄　芪

【主治】肺脾气虚所致的水肿、自汗、崩漏、内脏下垂、疮疡久溃不敛等。

【指征】面色㿠白、倦怠乏力、内脏下垂、自汗、易感风寒;水肿尿少;肢体瘫痪;疮疡脓水清稀,久溃不敛;脉濡细,舌质胖淡。

【禁忌】黄芪甘温,甘能满中,温能助热,故湿热盛者不宜使用。本品虽有健脾益气之功,但脾虚气滞者不宜单独使用,应配木香、砂仁、陈皮、茯苓等行气化湿之药,以收补而不壅之效。黄芪虽有益气利水功效,但每剂用量在 30 g 左右为宜,如配白术、茯苓、泽泻等健脾利水诸药收效更显。若用量过大,每剂超过 100 g,易致壅中碍脾,运化不健,出现腹胀满、尿量反少诸症。

【配伍】
配党参、焦白术、升麻,治气虚下陷所致的少气、便溏、崩漏、内脏下垂;

配白术、防风,治气虚自汗、易感风寒;

炙黄芪 60 g,配当归身 12 g,治气虚血少;

配汉防己、薏苡仁,治风水、湿痹;

配煅牡蛎、浮小麦,治表(气)虚自汗;

配桂枝、茯苓,治脾阳虚水肿尿少;

黄芪 60 g,配川芎 10 g、桃仁 10 g、红花 10 g、地龙 12 g,治中风偏瘫属气虚血瘀者;

黄芪 40 g,配党参 20 g、河白草 20 g,治肾炎蛋白尿;

配生地、山萸肉、五味子、天花粉,治消渴(糖尿病);

配黄精、茯苓、炙甘草,治心悸(病毒性心肌炎);

配桑寄生、白花蛇舌草、龙葵草,治乙型肝炎病毒携带者;

炙黄芪 60 g,配淡附子 10 g,治阳气虚衰之厥胀证;

配当归、金银花、生甘草,治疮疡久溃不敛。

【用量】10~60 g。黄芪的最大用量每剂 60 g,如治气虚血少、气虚血瘀之偏瘫。最小用量每剂 10 g,如治气虚脾运不健者。

【体会】黄芪益气升阳、固表止汗、托毒生肌、利水退肿。补益中气宜用蜜炙,托毒固表宜生用,配茯苓、泽泻、车前子利尿作用加强,配白术、浮小麦等止汗功效更好。每剂 30 g 左右,利尿作用增强;每剂超过 100 g,利尿作用不显著,甚或减弱。

04 泽 泻

【主治】水肿、泄泻必用泽泻,尤其是水肿臌胀(肝硬化腹水)与痰浊眩晕(梅尼埃病),其量须 30 g 以上效佳。

【指征】小便不利、水肿泄泻、停痰积饮;热淋涩痛;眩晕耳鸣;血脂(胆固醇、甘油三酯)高、B 超示脂肪肝。

【禁忌】泽泻淡渗利湿,阴津不足者不宜使用,单用具有伤阴耗津之弊。阴虚水停者应配伍养阴生津之药同用。

【配伍】

泽泻 30～60 g,配白术 15～30 g,治痰饮眩晕;

配泽兰叶、大腹皮,治水臌(肝硬化腹水);

配茯苓、焦白术,治脾虚浮肿、脚气水肿、肾炎水肿;

配川黄柏、土茯苓,治湿热带下、热淋;

配海金沙、金钱草、石韦草、飞滑石,治石淋;

泽泻 30 g,配生山楂 20 g、广郁金 10 g、虎杖 30 g,治脂肪肝;

泽泻 30 g,配生山楂 20 g、决明子 20 g,治高脂血症;

配茯苓、桑寄生、熟白术,治妊娠水肿。

【用量】10～60 g。泽泻最大用量每剂 60 g,如治支饮眩晕、降低血脂等;最小用量每剂 10 g,如治子肿等。

【体会】泽泻性味甘淡而寒,甘淡渗湿,寒能泄热,因而具有利水渗湿、泄热之功,诸凡水湿痰热所致的各种病症均可以之调治。淡渗伤阴,故凡阴虚火旺,伴见湿热之证者,应配合补阴之药同用。此外,应用本品宜权衡病情之缓急,而定用量轻重,如治支饮眩晕、单腹水臌,量轻则不易收功;治妊娠水肿,量重则诛伐太过,易致伤阴之流弊。

05 桂枝加厚朴杏子汤

【组成】川桂枝 10 g、炒白芍 10 g、炙甘草 6 g、川厚朴 6 g、杏仁 10 g、生姜片 9 g、大枣 7 枚。

【主治】太阳中风证之咳喘。

【指征】发热、汗出、恶风,脉浮缓,苔薄白,气喘;或症如:胸闷、喘息、痰多、便秘等。

【禁忌】外感风寒,表实无汗;外感风热,热渴烦躁、腹满便秘不宜使用,用之非但无效,更可伤津耗液,助热生变。

【加减】胸闷加桔梗 5 g、炒枳壳 10 g、广郁金 10 g;喘逆不平加佛耳草 15 g、炙苏子 10 g、炒莱菔子 12 g;痰多稀白加姜半夏 10 g、广陈皮 6 g、茯苓 15 g;痰多稠黄加浙贝母 12 g、淡黄芩 10 g、炙桑皮 15 g;大便燥秘加火麻仁 12 g、炒蒌仁 15 g、炙紫菀 12 g。

【体会】取效关键在于仲景组方严谨。方用桂枝辛甘温通卫阳;芍药苦酸和营敛阴,发表中富有敛汗之意,和营中有调卫之功;生姜佐桂枝以解表,大枣佐芍药以和营;甘草调和诸药,诸药合化,营卫调和,以治太阳中风;厚朴下气化痰,杏仁宣肺降逆,两药具有降气定喘之功,共奏祛风散寒、降气平喘之效,辨证准确,收效良好。临证应注意随症加减,药证相当,方可获效。

06 银翘解毒汤(自拟)

【组成】银花 30 g、连翘 15 g、羌活 10 g、板蓝根 30 g、射干 10 g、牛蒡子 10 g、桔梗 6 g、生甘草 5 g。

【主治】上呼吸道感染(急性扁桃体炎、急性咽喉炎);支气管炎(急性支气管炎、慢性支气管炎感染);病毒感染性疾病(流行性腮腺炎、急性病毒性肝炎等)。

【指征】外感风热,肺卫失宣而见发热微恶风寒、无汗或少汗、咽喉肿痛、咳嗽痰稠,舌尖边红,脉浮数等,并可参考胸部 X 线拍片、实验室检查等报告。

【禁忌】凡外感风寒,恶寒较甚、发热不显、口不作渴、咽不作痛,或高热、烦躁、汗多、口渴、腹满便秘等阳明经腑证,或潮热盗汗、舌红嫩、脉细数之阴虚而热者均不宜使用,误用可致助邪生变,或耗阴劫液而为虚虚实实之弊。

【加减】如汗多去羌活;口渴加花粉、知母;咳嗽加杏仁、浙贝;便泻去牛蒡子等。

【体会】本方取效关键在于辨治准确,配伍得宜。方用银花、连翘清热解毒,透热达表;羌活散表退热;射干、牛蒡子、板蓝根发散风热,清咽解毒;桔梗、甘草宣肺祛痰利咽。尤以羌活之辛温发汗,桔梗之宣利肺卫,入大队清热解毒药中,易收汗出、热退、表解之效。故凡外感风热,肺卫失宣,热邪壅盛之证均可使用。据药理研究,本方对多种病毒、细菌感染有抑制作用。

07 痛泻要方

【组成】焦白术 30 g、炒白芍 20 g、炒防风 12 g、炒陈皮 9 g。

【主治】凡肝旺乘脾、脾运不健而见肠鸣腹痛、痛则作泻、泻后痛缓、时作时止、时轻时重,使用本方疗效较好,如有兼证,因证加减,疗效更为理想。

【指征】肠鸣腹痛(便前腹痛、便后痛缓、时作时止);大便泄泻(抑郁则泻、泻后觉舒、反复不已);脉弦,舌苔薄白、质淡红;借助内窥镜、大便常规检查等排除痢疾、肠道增生物等。

【加减】腹痛甚倍白芍,加炙甘草 6 g,缓急止痛;腹中冷痛加吴茱萸 6 g、干姜 4.5 g;肛门坠胀,利下不畅属肺气不宣者,加桔梗 4.5 g;属脾气虚陷者,加木香 6 g,行气消胀止痛;兼脾阳虚者合理中汤;伴五更泻者,合四神丸温补脾肾;久泻虚滑,加米壳 10 g、诃子 10 g,涩肠止泻。

【禁忌】凡属湿热蕴结肠腑所致的泄泻、痢疾等不宜用。

08 益肝解毒汤(自拟)

【组成】黄芪 30 g、枸杞 15 g、灵芝 10 g、菟丝子 10 g、白花蛇舌草 30 g、七叶一枝花 10 g、猪苓 15 g。

【主治】乙型肝炎病毒携带者;慢性迁延性乙型肝炎;甲胎蛋白低浓度持续阳性;肝癌及其他癌肿的辅助治疗。

【指征】气虚证：神疲、少气等；肝肾两虚症：头晕、目糊、腰酸等，舌苔薄白、质淡红或微红，脉细；借助 B 超、血液生化等检查确诊。

【禁忌】急性乙型肝炎、慢性活动性乙型肝炎湿热俱盛，面目深黄、便秘、尿黄、舌苔黄腻、舌质红绛者，不宜使用本方，用之反有增热助湿之弊。

【加减】如纳呆加焦六曲 15 g、炒麦芽 30 g；少寐加茯神 15 g、夜交藤 30 g；胁痛加柴胡 6 g、广郁金 10 g；刺痛加延胡索 12 g、失笑散 10 g^{包煎} 等。

【体会】乙型肝炎病毒携带者、慢性迁延性乙型肝炎之所以迁延难愈，是由于肝肾脾虚，导致湿热疫毒未消，正虚邪恋所致。故本方用黄芪、灵芝健脾益气；枸杞、菟丝子补益肝肾；白花蛇舌草、七叶一枝花、猪苓清热化湿、凉血解毒。综合诸药，温而不燥，凉而不寒，健脾益肾，补而不壅，清化解毒，泻不伤正，温凉补泻，并行不悖，其性冲和，为扶正祛邪之平剂。据现代药理研究证实，本方具有调控免疫、抗肝损伤、促进肝细胞再生、降酶、降浊、降低碱性磷酸酶、抑制乙型肝炎病毒复制、抗脂肪肝、改善血浆蛋白、利胆退黄、防治肝脏纤维化、镇静安神、防癌治癌等功效。本院将此方制成"益肝解毒冲剂"供临床使用。经临床观察 300 例，对抑制乙型肝炎病毒复制，恢复肝功能，改善症状，具有显著疗效。

09　白鹤败酱汤（自拟）

【组成】白毛藤 30 g、仙鹤草 30 g、败酱草 30 g、半枝莲 30 g、白花蛇舌草 30 g、薏苡仁 30 g、黄芪 30 g、党参 15 g、焦白术 10 g、茯苓 15 g、炙甘草 4 g、炒谷芽 30 g。

【主治】凡消化道、妇科恶性肿瘤，经手术治疗之后或在放疗、化疗同时，均可配合使用，疗效较好。对晚期恶性肿瘤亦可改善症状，延长生存期。

【指征】脾胃气虚证：食欲不振、少气乏力，舌淡苔白、脉细等；借助内窥镜、X 线、B 超、CT 检查、血生化、病理检查等确诊。

【禁忌】凡阴虚阳亢或热毒痰瘀壅盛，热渴烦躁、便秘腹胀，小便黄少，舌苔黄厚、舌质红绛者不宜单独使用，用之有耗阴助热之变，当因证加减用之。

【加减】如阴虚者去参、芪、术、草，加生地 15 g、玄参 15 g；热毒盛者水牛角片 30 g、金银花 30 g、连翘 15 g；口渴者加天花粉 12 g、北沙参 15 g、麦冬 15 g；疼痛甚者加枸橘 12 g、延胡索 15 g、徐长卿 20 g；便秘者加麻仁 12 g、熟大黄 10 g；肿胀坚硬者加全蝎 5 g、蜈蚣 2 条、焙守宫 10 g；纳呆加焦山楂 15 g、焦神曲 15 g、炒麦芽

30 g 等。

【体会】曾治纺织女工毛某,30 岁。反复胃痛发作 3 年,加重 1 个月,黑便,大便隐血试验阳性,上消化道钡餐造影示:胃窦部大弯侧巨大龛影,诊为胃溃疡恶变。经上海虹口区第一医院手术治疗。病理:胃癌、腹腔淋巴结转移。术后用氟尿嘧啶一疗程。后服用本方半年余,症状逐渐消失,随访 25 年,至今仍健康,生活如常。

第二篇 临证医案

一 内科篇

（一）感冒

感冒 风热

陆某 男 45岁

偶感风寒,初未重视,仍劳作。后渐感鼻塞,易汗,身热咽痛,无咳嗽略头胀已4天,脉浮细数,苔薄白质淡红。

证系外感风热,法拟辛凉轻解,予银翘桑菊意。

桑、菊花 10 g^各	板蓝根 15 g	苍耳子 10 g	一枝黄花 20 g
银花 30 g	蒲公英 30 g	辛夷花 5 g	生甘草 6 g
连翘 12 g	鸭跖草 20 g	苏薄荷 3 g^{后入}	鹅不食草 5 g
炒大力 10 g^打			

7剂,水煎服,每日一剂。

感冒 暑湿

施某 男 28岁

发热,汗出不彻,口干,咳嗽不著,已两天,脉浮细数,苔薄白腻,质略红。

证系外感暑湿,予清暑化湿解表,新加香薷饮加减。

香薷 5 g	白扁豆 12 g	大青叶 15 g	银花 30 g
青蒿 15 g	冬桑叶 10 g	连翘 15 g	鸭跖草 20 g
甘菊花 10 g			

7 剂,水煎服,每日一剂。

感 冒

陆某 女 40 岁

发热汗出,咳嗽,痰少,口干,心悸气短,饥不著四天,大便可,小便黄少,月经可,脉细数,苔薄黄而干,质偏红,有"甲亢"史。

检查:T37.8 ℃,P128 次/分,胸透(一),WBC 9.3×10^9/L、PLT 99×10^9/L、N 74%

证系外感风热,肺失宣降,拟疏风清热解毒,肃肺化痰。

桑、菊花 10 g各	板蓝根 20 g	天花粉 12 g	浙贝 12 g
干芦根 15 g	银花 30 g	连翘 15 g	蒲公英 30 g
肥知母 10 g	南沙参 15 g	黄药子 10 g	鸭跖草 20 g
黄芩 12 g	正光杏 10 g	鱼腥草 30 g	

7 剂,水煎服,每日一剂。

感冒(风热证)

胡某 女 27 岁

发热咽痛,咳嗽痰少,头胀目痛已 5 天,口干鼻塞,脉浮数,苔薄白质淡红,咽部充血。

证系外感风热挟湿,肺失宣降,拟羌活蒲兰汤加味。

川羌活 10 g	正光杏 10 g	玉桔梗 4 g	银花 30 g
连翘 15 g	蒲公英 30 g	浙贝 12 g	粉甘草 6 g

鱼腥草 30 g　　板蓝根 24 g　　南沙参 15 g　　佛耳草 18 g

鸭跖草 20 g　　桑、菊花 10 g^各　　炙枇杷叶 12 g

7 剂,水煎服,每日一剂。

05　病毒感染(外感风热证)

李某　男　7 岁

发热无汗五天,咳嗽不甚,咽痛不剧,大便微溏,纳少,脉浮数,舌薄白,质略红。

证系外感风热,肺失宣降,拟清解风热,清热解毒,宣肺以利皮毛,以冀汗出风散,拟羌活蒲兰汤加味。

检查:WBC(-)、胸透(-)

川羌活 10 g　　银花 30 g　　生甘草 6 g　　蒲公英 30 g

连翘 10 g　　　鱼腥草 24 g　　板蓝根 20 g　　鸭跖草 20 g

干芦根 15 g

7 剂,水煎服,每日一剂。

按:羌活蒲蓝汤对病毒性感冒、发热咽痛等疗效可靠。

06　风热病

施某　男　60 岁

无汗,烦躁,纳食可,舌苔薄白,质偏红,脉细,苔薄白微黄,质淡红。

拟方:

软柴胡 10 g　　炒豆豉 15 g　　玉桔梗 6 g　　散红花 12 g

王不留行 10 g^{包煎}　青蒿 15 g　　葱白头 7 枚^{后入}　当归 12 g

丹参 30 g　　粉甘草 6 g　　粉葛根 20 g　　荆、防风 10 g^各

正川芎 12 g　　路路通 10 g　　玉竹 30 g

7 剂,水煎服,每日一剂。

按:患者无汗,烦躁,针对病情促进脏腑功能及阴阳平衡恢复,切不可随便施用发散解表及苦寒泻火之剂,以致耗气伤阴或伤脾败胃。

(二)咳嗽

咳嗽 风热犯肺(右下肺炎)

季某 男 37岁

发热咳嗽10天,经查,右下肺感染,经用头孢曲松钠(菌必治)等后发热退,但仍咳嗽,纳食可,脉濡数,苔薄白腻,质淡红。

证系外感风热挟湿,肺失宣降,拟宣肺化痰止咳,予银翘散、桔梗汤意。

杏仁10 g	薏仁15 g	粉甘草5 g	黄芩10 g
炙枇杷叶12 g	浙贝母12 g	银花30 g	鱼腥草30 g
香谷芽30 g	玉桔梗4 g	连翘10 g	开金锁30 g
云苓12 g			

7剂,水煎服,每日一剂。

咳嗽(右下肺炎)

宋某 男 37岁

发热,咳嗽,痰不多,盗汗半月,经查诊右肺感染,经用头孢哌酮钠(先锋必)后有所改善,7月12日"入院"胸片示:右中肺炎,脉细数,苔薄白腻,根白厚腻,质淡红。

检查:WBC $4.8×10^9$/L、N 0.60、L 0.40。

证系风热外客,痰热蕴肺,法拟清肺化痰解毒。

正光杏10 g	黄芩20 g	银花30 g	连翘15 g
功劳叶15 g	炙枇杷叶12 g	浙贝太热12 g	鱼腥草30 g
葎草30 g	玉桔梗4 g	蒸百部15 g	金荞麦30 g
白及片12 g	生甘草6 g		

7剂,水煎服,每日一剂。

咳嗽（右肺炎）

王某　女　34 岁

咳嗽,咽痛痰白十余天,胸片示右肺肺炎,经用头孢他啶(复达欣)后热退,但咳嗽仍甚,纳食不香,面目微肿,脉濡数,苔白腻,质淡红。

证系外感风热,痰热蕴肺,肺失宣降,拟清肺化痰,健脾化湿。

杏仁 10 g	薏仁 20 g	粉甘草 5 g	开金锁 30 g
浙贝 12 g	鱼腥草 30 g	黄芩 12 g	炙枇杷叶 12 g
玉桔梗 4 g	银花 30 g	翘 15 g	云苓 15 g
佛耳草 15 g	一枝黄花 20 g	焦六曲 20 g	香谷芽 30 g

7 剂,水煎服,每日一剂。

咳嗽（右中肺炎）

杨某　男　10 岁

发热咳喘,汗少痰白已一周,胸片示:右中肺炎,查肝功能:谷丙转氨酶 144 U/L、TTT 7 U;血常规正常,脉细数,苔薄微黄,质淡红。

证系风热外客,痰热蕴肺,拟清肺化痰解毒,予麻杏石甘汤加味。

净麻黄 3 g	生石膏 20 g^{打,先煎}	黄芩 10 g	大青叶 10 g
正光杏 10 g	银花 30 g	连翘 10 g	炙枇杷叶 10 g
生甘草 6 g	鱼腥草 30 g	垂盆草 20 g	

7 剂,水煎服,每日一剂。

病毒性肺炎,肝功能受损

杨某　男　10 岁

咳嗽,发热时作,痰不多,纳食不香,无泛恶,口干不甚,复查肝功:谷丙转氨酶 196 U/L。

拟方：

银花 30 g	蒲公英 20 g	粉甘草 4 g	贯众片 10 g
连翘 10 g	鱼腥草 20 g	垂盆草 30 g	金荞麦 15 g
板蓝根 12 g	黄芩 10 g	鸭跖草 15 g	正光杏 6 g
浙贝母 6 g	香谷芽 20 g		

7 剂，水煎服，每日一剂。

咳嗽（右下肺炎）

张某　女　13 岁

10 岁时患肺痈，经治好转，之后反复咳嗽，痰白微黄，昨起又见咳嗽，脉细，苔薄白腻，质略嫩。

胸片：右下肺炎，建议治疗后复查；

血常规：WBC 9.4×10^9/L、RBC 4.09×10^{12}/L、Hb 127 g/L、PLT 120×10^9/L、N0.68、L0.32。

体检：心（－），肺：偶闻湿啰音。

证系外感风热犯肺，肺失宣降。拟辛凉解表，宣肺止咳，予银翘散。

银花 30 g	浙贝母 10 g	鱼腥草 30 g	炙枇杷叶 10 g
连翘 12 g	玉桔梗 4 g	黄芩 12 g	鸭跖草 15 g
正光杏 10 g	生甘草 5 g	开金锁 20 g	

7 剂，水煎服，每日一剂。

按：此为外感风热犯肺，肺失宣降所致咳嗽。银翘散来源于《温病条辨》："太阴风温、温热、温疫、冬温，初起恶风寒者，桂枝汤主之。但热不恶寒而渴者，辛凉平剂银翘散主之。温毒、暑温、湿温、温疟，不在此例"。本方遵《内经》"风淫于内，治以辛凉，佐以苦甘；热淫于内，治以咸寒，佐以甘苦"之训。方中银花、连翘辛凉解表，浙贝母、鱼腥草、炙枇杷叶、黄芩、开金锁清热化痰，鸭跖草清热解毒，正光杏宣肺止咳，桔梗解毒利咽、引药上行，甘草和中。

咳嗽(慢性支气管炎)

陆某　女　33岁

咳嗽,咽痛,痰成泡沫样,胸闷,脉滑细,苔薄白腻,质淡红。

证系痰湿蕴肺,宣降不利,拟燥湿化痰,理气止咳,予以二陈汤。

杏、桃仁 10 g各	法半夏 10 g	佛耳草 18 g	银花 30 g
茯苓 15 g	当归 10 g	桔梗 4 g	老君须 18 g
白前 10 g	广皮 6 g	浙贝母 12 g	粉甘草 6 g
鱼腥草 30 g	炙紫菀 12 g		

7剂,水煎服,每日一剂。

按:此为痰湿蕴肺,宣降不利导致的咳嗽。二陈汤出自《太平惠民和剂局方》,为中医有名的祛痰剂,具有燥湿化痰,理气止咳之功效。主要治疗湿痰证。临床常用于慢性支气管炎、慢性胃炎、梅尼埃病、神经性呕吐等属湿痰者。本方中另加杏桃仁、白前、炙紫菀宣肺止咳化痰,银花、老君须清热解毒,浙贝母、鱼腥草清热化痰,当归活血补血,佛耳草温化寒痰。

咳嗽(亚急性支气管炎)

沈某　女　16岁

恶风有汗,咽耗痰多,色白时黄,脉细,苔薄白腻,质淡红。

证系外感风寒化热,挟痰蕴肺,宣降不利,拟清热化痰,宣肺止咳。

炒荆芥 6 g	桔梗 4 g	白前 10 g	银花 30 g
蒸百部 12 g	杏桃仁 10 g各	粉甘草 6 g	鱼腥草 30 g
一枝黄花 20 g	炙枇杷叶 12 g	浙贝 12 g	佛耳草 15 g
老君须 5 g	炙紫、款 12 g各		

7剂,水煎服,每日一剂。

按:此为外感风寒化热,挟痰蕴肺,宣降不利所致的咳嗽。止嗽散出自《医学心悟》卷三,为中医名方。其为解表剂,具有辛温解表,宣肺疏风,止咳化痰之功效。主治外感咳嗽,常用于上呼吸道感染、支气管炎、百日咳等属表邪未尽,肺气失宣者。方中另加银花、老君须、一枝黄花清热解毒、疏风泄热;炙枇杷叶、浙贝、鱼腥草清热化痰;佛耳草温化寒痰。

咳嗽(外感风热犯肺)

杨某　女　55岁

鼻塞,轻度发热,咳嗽咽耗且痛,痰不多,头胀,汗出少,已历4天,脉浮数,苔薄黄腻,舌尖少苦而干,质偏红。

证系外感风热,肺失宣降,拟疏风清热,宣肺止咳。

桑叶10 g	菊花10 g	银花30 g	连翘12 g
南沙参12 g	桔梗4 g	浙贝12 g	炙枇杷叶12 g
鱼腥草30 g	芦根20 g	佛耳草15 g	粉甘草6 g
炒大力10 g打	正光杏10 g	板蓝根10 g	苏薄荷3 g后下

7剂,水煎服,每日一剂。

按: 此为外感风热,肺失宣降所致的咳嗽。桑菊饮出自《温病条辨》,为解表剂,具有辛凉解表,疏风清热,宣肺止咳之功效。主治风温初起的咳嗽。临床常用于感冒、急性支气管炎、上呼吸道感染、肺炎、急性结膜炎、角膜炎等属风热犯肺或肝经风热者。

咳嗽(外感风寒,营卫不和,肺失宣降)

陆某　男　33岁

形寒恶风,汗出背冷,咳嗽咽耗,胸闷欠豁,咽部感痰,动易气短,已历4月,脉浮缓,苔薄白腻,质淡红。

证系外感风寒,营卫不和,肺失宣降,拟疏风散寒,宣肺止咳。

桂枝 10 g	制川朴 10 g	佛耳草 15 g	前胡 10 g
大枣 15 g	炒白芍 10 g	杏桃仁 10 g各	徐长卿 20 g
炙甘草 6 g	桔梗 5 g	郁金 12 g	炙紫、款 12 g各
生姜 3 片			

7 剂,水煎服,每日一剂。

按:此为外感风寒,营卫不和,宣降不利导致的喘病。桂枝加厚朴杏子汤出自《伤寒论》第十八条:"若喘家作,桂枝汤加厚朴、杏子佳";第四十三条:"太阳病,下之微喘者,表未解也。桂枝加厚朴杏子汤主之"。桂枝汤证,咳喘病人不论新久,见汗出恶风脉缓者宜用本方。病例中方中桂枝汤调和营卫;制川朴、杏桃仁、前胡、炙紫款止咳平喘;佛耳草温化寒痰;桔梗解毒利咽、引药上行;郁金行气解郁;徐长卿祛风止痛。

咳嗽(外感风热)

查某某　女　64 岁

咽耗咳嗽,痰多色微黄,胸闷气急,入夜为甚,脉细浮数,苔黄腻,质淡红。

证系外感风热,肺失宣降,拟疏风清热,宣肺止咳。

桑菊花 10 g各	桔梗 4 g	南沙参 15 g	鱼腥草 30 g
炙枇杷叶 12 g	杏、桃仁 10 g各	粉甘草 6 g	银花 20 g
连翘 15 g	开金锁 30 g	芦根 20 g	浙贝 12 g
炒大力 10 g打	佛耳草 15 g	白前 10 g	

7 剂,水煎服,每日一剂。

按:此为外感风热,肺失宣降所致的咳嗽。桑菊饮出自《温病条辨》,为解表剂,具有辛凉解表,疏风清热,宣肺止咳之功效。主治风温初起的咳嗽。临床常用于感冒、急性支气管炎、上呼吸道感染、肺炎、急性结膜炎、角膜炎等属风热犯肺或肝经风热者。

咳嗽、纳呆（支气管炎、消化不良）

杨某　男　6岁

咳嗽，咽干痰黄偏少，纳食不香，汗多，脉细，苔薄白，质淡红。

证系肺气不足，痰热蕴肺，拟润肺化痰止嗽，兼以健脾。

正光杏10 g	生甘草5 g	胖大海7枚	炒二芽20 g^各
炙鸡金10 g	川贝4 g	浙贝10 g	鱼腥草24 g
银花24 g	炙枇杷叶12 g	佛耳草12 g	云苓12 g
千张纸6 g	焦楂、曲12 g^各		

7剂，水煎服，每日一剂。

按：此为肺气不足，痰热蕴肺所致的咳嗽。方中千张纸、胖大海清肺利咽；正光杏、川贝宣肺止咳；浙贝、鱼腥草、炙枇杷叶清热化痰；银花清热解毒；佛耳草温化寒痰；炙鸡金、炒二芽、焦楂曲健胃消食；云苓健脾益气。

咳　嗽

陆某　男　33岁

形寒恶风好转，咳嗽有黄痰，胸闷气短，咽部有痰，脉细，苔薄黄，质淡红。

证系痰热蕴肺，肺失清肃，拟清热化痰，肃肺止嗽。

杏仁10 g	焦枳壳10 g	鱼腥草30 g	白前10 g
炙枇杷叶12 g	浙贝10 g	佛耳草16 g	银花30 g
地龙12 g	桔梗4 g	开金锁30 g	

7剂，水煎服，每日一剂。

按：此为痰热蕴肺，肺失清肃所致的咳嗽。方中杏仁、白前宣肺止咳；焦枳壳行气；鱼腥草、炙枇杷叶、浙贝清热化痰；银花、开金锁清热解毒；佛耳草温化寒痰；桔梗解毒利咽、引药上行；地龙活血通络平喘。

肺痨、咳嗽（肺结核、肺部感染）

陆某 男 55岁

咳嗽咯痰，咯黄脓痰较多，痰中带少量血丝，舌淡红，舌苔黄腻，脉细数。

证系肺气不足，痰热壅肺，肺失宣降，灼伤肺络，拟清热化痰，润肺止咳，凉血止血。

蒸百部 15 g	黄芩 20 g	连翘 15 g	开金锁 30 g
浙贝 12 g	白及 12 g	鱼腥草 30 g	正光杏 10 g
炙枇杷叶 12 g	百合 30 g	银花 30 g	黄精 30 g

7剂，水煎服，每日一剂。

按：此为肺气不足，痰热壅肺，肺失宣降，灼伤肺络之咳嗽。方中连翘、银花、开金锁清热解毒；浙贝、鱼腥草、炙枇杷叶清热化痰；黄芩清泄肺热；正光杏、百部宣肺止咳；百合润肺；黄精补肾；白及凉血止血。黄芩具有抗结核杆菌的作用。

咳嗽（喉源性咳嗽）

陈某 女 59岁

反复感冒，形寒咽耗，咳嗽，痰黄，有三年，此次已历20余天，入夜为甚，脉浮细数，苔薄白，质淡红。

证系外感风寒化热，肺失宣降，拟宣解肃肺，化痰止咳。

炒荆芥 6 g	桔梗 4 g	佛耳草 18 g	鱼腥草 30 g
杏、桃仁 10 g各	粉甘草 5 g	一枝黄花 20 g	银花 30 g
白前 10 g	炒大力 10 g打	开金锁 30 g	地龙 15 g
炙枇杷叶 12 g	浙贝 12 g		

7剂，水煎服，每日一剂。

按：此为外感风寒化热，挟痰蕴肺，宣降不利所致的咳嗽。止嗽散出自《医学心悟》卷三，为中医名方。其为解表剂，具有辛温解表，宣肺疏风，止咳化痰之功效。主治外感咳嗽，常用于上呼吸道感染、支气管炎、百日咳等属表邪未尽,肺气失宣者。方中另加银花、开金锁、一枝黄花清热解毒、疏风泄热;炙枇杷叶、鱼腥草、浙贝清热化痰;佛耳草温化寒痰;地龙化痰平喘。

16　咳嗽(喉源性咳嗽)

陆某　男　33岁

咽耗咳嗽,痰稠,胸闷,纳食可,大便溏,脉细,苔薄白腻,质淡红。

证系肺气不足,脾失健运,痰热郁肺,肺失宣降,拟健脾补肺,清热化痰,宣肺止咳。

桔梗 4 g	一枝黄花 20 g	炒山药 30 g	白前 10 g
香谷芽 30 g	粉甘草 6 g	射干 10 g	炒扁豆 12 g
鱼腥草 30 g	佛耳草 15 g	大贝 12 g	炒黄芩 10 g
茯苓 15 g			

7剂,水煎服,每日一剂。

按:此为肺气不足,脾失健运,痰热郁肺,肺失宣降之咳嗽。方中白前宣肺止咳;黄芩清泄肺热;一枝黄花清热解毒;鱼腥草、大贝清热化痰;射干、桔梗解毒利咽;炒山药、炒扁豆、茯苓、香谷芽健脾益气;佛耳草温化寒痰;甘草调和诸药。

(三) 暑热

01　暑热、痞证(慢性萎缩性胃炎)

郁某　男　22岁

10余日前起纳后胀,纳不香,尿微黄,手足心热,口鼻气热,大便略溏薄,汗出不多,十日,脉细数,苔薄白腻,质尖边偏红。

证系暑热伤气,法益气清凉涤暑,通利祛湿法。拟方:

青蒿 10 g	连翘 6 g	淡竹叶 10 g	川连 3 g
六一散 12 g^{包入}	通草 4 g	泽泻 12 g	焦枳壳 10 g
白扁豆 12 g	铁树叶 15 g	香谷芽 30 g	焦山楂 10 g
太子参 10 g	茯苓 12 g	茯神 12 g	

7 剂,水煎服,每日一剂。

复诊:

药后可,唯身热易烦,尿黄,纳食尚可,脉细数,苔中根腻微黄,质尖偏红,拟方:

青蒿 10 g	连翘 6 g	云茯苓 15 g	铁树叶 15 g
鸡苏散 12 g^{包入}	淡竹叶 10 g	泽泻 12 g	川连 3 g
白扁豆 12 g	通草 4 g	白蔻仁 3 g^{后入}	焦山楂 12 g
太子参 12 g	绿梅花 6 g	香谷芽 30 g	

7 剂,水煎服,每日一剂。

复诊:

身热,汗出不多,气短乏力,夜寐少,纳食不胀,口味一般,无胃痛,脉细数,苔薄黄腻,质尖红,拟方仿前:

青蒿 12 g	淡竹叶 10 g	通草 4 g	铁树叶 15 g
鸡苏散 12 g^{包入}	云茯苓 15 g	太子参 12 g	焦山楂 12 g
银翘 15 g	连翘 10 g	泽泻 15 g	香谷芽 30 g
川连 3 g	生薏仁 15 g	白蔻仁 3 g^{后入}	
灵磁石 20 g^{打先}			

7 剂,水煎服,每日一剂。

(四) 风温

风温　气营两燔

顾某　男　18 岁

口干,身热,引饮,咽痛,已 5 天,最高体温达 39.8 ℃,舌质红绛,苔薄黄,脉细数。

证系风温邪毒传气入营,气营两燔,法拟清营泄热,透热转气,拟方清营汤加减。

生石膏 30 g^{打先}　　天麦冬 15 g^各　　焦栀子 10 g　　生甘草 6 g

生地 15 g　　　　　天花粉 12 g　　　　银花 30 g　　　连翘 15 g

南沙参 15 g　　　　知母 10 g　　　　　玄参 15 g　　　淡竹叶 10 g

干芦根 20 g　　　　粉葛根 15 g

7 剂,水煎服,每日一剂。

(五)暑温

 暑伤气阴

秦某　男　60 岁

近日口干泛恶,嗳气,纳胀不著,轻咳痰黏,二便正常,脉细数,苔薄微干,质略红。

证系暑热伤气耗阴,拟祛暑清热,养阴运中,予王氏清暑益气汤:

北沙参 10 g　　　麦冬 10 g　　　　枇杷叶 12 g^{去毛}　　川连 3 g

知母 6 g　　　　　淡竹叶 10 g　　　香谷芽 30 g　　　银花 20 g

干荷梗 10 g　　　竹茹 10 g　　　　干芦根 15 g　　　西瓜翠衣 20 g^{自加}

7 剂,水煎服,每日一剂。

(六)喘证

 喘证(慢性支气管炎)

李某　男　68 岁

患者咳喘五年,冬至必甚,感冒易作,今年三月左肺气胸,经住院治疗后好转,近偶有咳嗽,痰白不多,时带泡沫,口不干,脉滑细,苔薄白,质略嫩红。

证系痰饮伏肺,肺肾两虚,拟逐痰化饮,滋养肺肾。

干地黄 15 g	粉丹皮 10 g	北五味 10 g	老君须 6 g
蒸萸肉 12 g	云茯苓 12 g	野百合 30 g	潞党参 12 g
怀山药 30 g	泽泻 12 g	白及片 12 g	香谷芽 30 g
焦白术 10 g	炙甘草 5 g	佛耳草 12 g	

7剂,水煎服,每日一剂。

按:此为痰饮伏肺,肺肾两虚所致喘病。七味都气丸为六味地黄丸的基础上加上五味子而成。具有补肾纳气、涩精止遗作用。临床上很适合身体虚弱的患者,特别是长时间呼吸道疾病、肺部疾病证属肺肾两虚,均可治疗。原方载于清代张璐所著《张氏医通》:"都气丸,治肾气不固,咳嗽滑精"。随症加减:痰多者加苏子、白前、陈皮、半夏;伴心悸、喘不得卧、水肿甚者与五苓散同用;喘咳欲脱,汗出如珠者,加太子参;腰酸、气短者,加蛤蚧、冬虫夏草。

喘证(慢性支气管炎感染)

张某某 男 65岁

患者咳喘,胸闷痰白,已历7年,冬更甚,脉滑细,苔薄黄腻,质略红。

体检:BP 120/70 mmHg,两胸对称,心(一),肺:散在湿啰音。

证系痰饮化热,肺失宣降,拟清热化痰,肃肺平喘。

正光杏 10 g	银花 30 g	干地龙 12 g	老君须 8 g
浙贝 12 g	鱼腥草 30 g	白前 12 g	炙冬花 12 g
佛耳草 15 g	开金锁 3 g	炙枇杷叶 12 g	海浮石 30 g^{先煎}

7剂,水煎服,每日一剂。

按:此为痰饮化热,肺失宣降之喘病。方中银花、老君须清热解毒;光杏、白前宣肺止咳;浙贝、鱼腥草、开金锁、炙枇杷叶、海浮石清热化痰;地龙活血通络平喘;款冬花润肺下气、止咳化痰。《汤液本草》中记载佛耳草,治寒嗽及痰,除肺中寒,以款冬花为使。

03　喘证（慢性支气管炎）

钱某　男　57岁

近三月形寒恶风，鼻塞咳嗽，气喘，痰白稀多，胸闷有汗，反复感冒，口干不甚，脉浮弦，苔白腻，微黄，质淡红。

证系外感风寒，营卫不和，痰湿蕴肺，宣降不利，拟疏风解表，调和营卫，肃肺化痰。

桂枝 10 g	制川朴 10 g	桔梗 4 g	法半夏 10 g
地龙 15 g	炒白芍 10 g	杏桃仁 10 g^各	旋覆花 10 g^{包入}
浙贝 12 g	白前 10 g	炙甘草 5 g	佛耳草 18 g
鱼腥草 30 g	生姜 3 片	大枣 15 g	老君须 10 g

7剂，水煎服，每日一剂。

按：此为外感风寒，营卫不和，痰湿蕴肺，宣降不利导致的喘病。桂枝加厚朴杏子汤出自《伤寒论》第十八条："若喘家作，桂枝汤加厚朴、杏子佳"；第四十三条："太阳病，下之微喘者，表未解也。桂枝加厚朴杏子汤主之"。桂枝汤证，咳喘病人不论新久，见汗出恶风脉缓者宜用本方。病例中方中桂枝汤调和营卫；制川朴、杏仁、白前止咳平喘；浙贝、鱼腥草、老君须清热化痰；法半夏、佛耳草温化寒痰，桔梗解毒利咽、引药上行。

04　喘证（慢性支气管炎）

陈某某　女　53岁

咳喘七年余，冬日为甚，近半年来咳嗽，动则气急，胸闷不著，尿频不痛，月经已绝经 5 年，脉滑细，苔厚白，质淡红唇略紫。

证系痰饮伏肺化热，肺失宣降，拟清热化痰，宣肺止咳。

光杏 10 g	开金锁 30 g	旋覆花 10 g^{包煎}	桔梗 4 g
白前 10 g	浙贝 12 g	鱼腥草 30 g	佛耳草 15 g
炙枇杷叶 12 g	当归 10 g	粉甘草 5 g	老君须 5 g
炙紫、款 12 g^各			

7剂，水煎服，每日一剂。

按：此为痰饮伏肺化热，肺失宣降导致的咳嗽。方中光杏、白前、炙紫款宣肺止咳化痰，开金锁、浙贝、鱼腥草、炙枇杷叶、老君须清热化痰，当归活血补血，佛耳草温化寒痰，旋覆花降气化痰，甘草和中。

（七）哮证

哮喘（痰热）

姚某　女　43岁

去年五月始，易罹感冒，流涕鼻塞，涕清稀，喘息难以平卧，时作时止，冬令减轻，近日发作，痰白而稠，入夜时或喘息不得平卧，脉细滑数，苔薄黄腻，质淡红。

证系痰热宿根蕴肺，宣降不利，拟清肺化痰，宣肺平喘。

炙麻黄 6 g	炙冬花 15 g	海浮石 10 g^{先煎}	佛耳草 20 g
炙枇杷叶 12 g	光杏 10 g	地龙 15 g	炙苏子 10 g
生蛤壳 12 g^{打，先煎}	白果 7 只	粉甘草 10 g	白前 10 g
黄芩 10 g	炙桑皮 15 g		

7剂，水煎服，每日一剂。

按：此为痰热宿根蕴肺，宣降不利所致的哮病。定喘汤出自《摄生众妙方》，具有宣肺降气，清热化痰的功效，主治风寒外束，痰热内蕴证。方中麻黄宣肺平喘，白果敛肺定喘，一开一收为君；杏仁、苏子、半夏、款冬花降气化痰为臣；桑白皮、黄芩清泄肺热为佐；甘草调和诸药，兼以润肺为使。合而用之，共成宣肺平喘，化痰泄热之功。

哮病（支气管哮喘）

唐某　女　16岁

哮喘始于3岁，反复发作，无论冬夏，此次发作月余，咳嗽阵作，痰白，喉头哮鸣，时有喘逆不得平卧，月经周期可，量一般，5天左右已，纳可，发作时心悸较甚，今日仍咳喘，发作时服消炎片，脉细滑数，苔薄白腻，中根白厚腻，质淡红。

体检：两肺散在哮鸣音伴湿啰音。

证系痰热宿根内伏，肺失宣降，拟清热宣肺，化痰降逆。

炙麻黄5 g	炙冬花12 g	白前10 g	徐长卿20 g
白果仁5枚	黄芩12 g	鱼腥草30 g	粉甘草10 g
蝉衣10 g	炙枇杷叶12 g	光杏10 g	地龙15 g
炙桑皮15 g	嫩钩藤18 g^{后下}		

7剂，水煎服，每日一剂。

二诊：

药后好转，肺部无哮鸣，脉细，苔薄白，质淡红。拟方仿前：

炙麻黄5 g	炙甘草10 g	地龙15 g	蝉衣10 g
炙桑皮15 g	炙冬花12 g	白前10 g	徐长卿20 g
光杏10 g	黄芩12 g	鱼腥草30 g	炙枇杷叶12 g
嫩钩藤18 g^{后下}			

7剂，水煎服，每日一剂。

三诊：

药后哮喘缓解，脉细苔白腻，质淡红。拟方仿前：

炙麻黄5 g	炙甘草10 g	地龙15 g	蝉衣6 g
五味子6 g	炙桑皮15 g	炙冬花12 g	白前10 g
正光杏10 g	黄芩12 g	徐长卿15 g	佛耳草15 g
嫩钩藤18 g^{后下}			

7剂，水煎服，每日一剂。

按：此为痰热宿根内伏，肺失宣降所致的哮病。定喘汤出自《摄生众妙方》,具有宣肺降气,清热化痰的功效,主治风寒外束,痰热内蕴证。方中麻黄宣肺平喘,白果敛肺定喘,一开一收为君;杏仁、苏子、半夏、款冬花降气化痰为臣;桑白皮、黄芩清泄肺热为佐;甘草调和诸药,兼以润肺为使。合而用之,共成宣肺平喘,化痰泄热之功。一诊方中加用白前宣肺止咳;徐长卿、蝉衣祛风;鱼腥草、炙枇杷叶清热化痰;地龙活血平喘;钩藤清热平肝。二诊服药后好转,肺部无哮鸣,故去白果;三诊服药后哮喘缓解,去鱼腥草,加佛耳草温化寒痰。

（八）鼻渊

鼻鼽（过敏性鼻炎）

陆某　男　52岁

喷嚏连作,鼻中刺痒,流涕鼻塞,两足清冷多日,无气喘,脉细浮,苔薄黄腻质略红。

证系外感风寒化热,肺窍失宣,法拟清肺宣窍,予苍耳散合清肺汤。

苍耳子 10 g	薄荷 3 g^{后入}	鹅不食草 5 g	川桂枝 10 g
辛夷花 6 g	生甘草 10 g	嫩防风 10 g	炒白芍 10 g
白芷 10 g	藿香梗 10 g	炙麻黄 5 g	

7剂,水煎服,每日一剂。

鼻渊、头痛（右额窦炎）

陈某　女　55岁

头痛头胀,前额昏胀明显,鼻道欠利,时流黄涕。舌质淡红,苔薄黄,脉细数。查体:体温正常。

辅检:血常规:WBC $10.6×10^9$/L,N 0.86。(副)鼻窦CT:右额窦炎。

证系肺热内蕴,鼻窍不利,拟疏散肺热,化瘀解毒。

苍耳子 10 g	薄荷 3 g^{后下}	鹅不食草 6 g	银花 30 g
连翘 15 g	粉葛根 15 g	辛夷花 6 g	玉桔梗 6 g
黄芩 15 g	开金锁 30 g	丹参 30 g	白芷 10 g
鱼腥草 30 g	炒蜂房 6 g	炮山甲 6 g	石菖蒲 6 g
粉甘草 6 g			

7剂,水煎服,每日一剂。

按语:开金锁,又名金荞麦,能清热解毒,散风化痰,主治肺热咳嗽,咽喉肿痛,风湿痹痛。现代药理研究,金荞麦具有抗炎、抑菌、抗肿瘤的作用。肺开窍于鼻,上司呼吸,鼻窍与肺表里相合,故本病从肺热而治。

(九)咽炎

 肺虚热毒(慢性咽炎)

张某　男　31岁

咽痛三月,五官科检查(一),时感噫气,无嘈杂,泛酸胃痛,GI(一),胃炎,咽不干,脉细数,苔薄白,质淡胖尖红。

检:咽部轻度充血。

证系肺阴不足,热毒蕴咽,肺胃失和。拟养肺清咽,调和肝胃。

玄参 15 g	一枝黄花 20 g	天花粉 12 g	竹茹 10 g
淡黄芩 10 g	银花 30 g	嫩射干 10 g	蒲公英 20 g
炒大力 6 g^打	生甘草 6 g	连翘 10 g	焦枳壳 10 g
大贝 10 g			

7剂,水煎服,每日一剂。

02 喉痹（声带炎）

黄某　男　58岁

咽痛声哑，咳嗽痰白已20余天，经用青霉素20多天，进食不香，口干不著，脉浮数，苔白厚腻，质淡红胖。

证系外感风热，肺气失宣，法拟宣解清咽解毒。

桑菊花 10 g 各	千张纸 2 g	杏桃仁 10 g 各	粉葛根 15 g
鱼腥草 30 g	银花 30 g	连翘 10 g	金果榄 10 g
天花粉 12 g	净蝉衣 10 g	桔梗 4 g	玉竹 30 g
生山楂 20 g			

7剂，水煎服，每日一剂。

（十）汗证

01 自　汗

彭某　女　5岁

汗出颇多，白天亦出汗，无发热，咳嗽易感冒、流涕。

外敷肚脐：五倍子末 15 g

黄芪 10 g	焦白术 6 g	浮小麦 15 g	稽豆衣 6 g
谷、麦芽 15 g 各	红枣 10 g		

7剂，水煎服，每日一剂。

按：本病主要是因肺气不足或营卫不和，以致卫外失司而津液外泄，本病属气虚，治以补肺益气、固表止汗。气虚甚者，加党参、白术健脾补肺。

（十一）胃脘痛

胃脘痛

张某　男　41岁

胃脘痛1月余。近1月胃脘作胀,嘈杂,泛酸不著,空腹胃痛,纳食可缓,大便溏软,日一次,左下腹痛,便前后为著,胃镜是:胃窦炎,十二指肠球部溃疡。结肠镜示:乙状结肠炎。脉细,苔薄黄腻,质略红。

海螵蛸 30 g	苏梗 10 g	川连 4 g	吴茱萸 2 g
大贝母 12 g	铁树叶 15 g	炒银花 20 g	佛手片 10 g
白及 12 g	炒黄芩 12 g	凤尾草 20 g	炙甘草 5 g
凤凰衣 6 g			

7剂,水煎服,每日一剂。

另:黄连 10 g、炒川柏 10 g、炒银花 15 g、炒地榆 15 g。

上方煎汤 100 ml,加锡类散 2 支,保留灌肠,日一次。

按:本案属胃脘痛,证属肝胃不和,湿热蕴肠,法予调和肝胃,兼以涩肠止泻。拟方左金丸加减。方中凤凰衣、铁树叶和胃止痛;白及、大贝母、海螵蛸收敛制酸护膜。

胃脘痛

陆某　女　45岁

胃痛腹胀嘈杂3月余。近3个月来胸闷嘈杂,纳食作胀,两胁板滞热辣,胃部作痛,无嗳气泛酸,胸部热辣感,夜寐可,月经正常,带下不多。脉弦细,苔白腻,质淡红有紫气,缘有齿痕。胃镜:慢性浅表萎缩性胃窦炎。有慢性胆囊炎病史。

苏梗 10 g	铁树叶 15 g	炒延胡 15 g	广郁金 10 g
川连 3 g	蒲公英 15 g	丹参 20 g	金钱草 20 g
焦枳壳 12 g	白及片 12 g	黄芩 10 g	香谷芽 30 g

7剂,水煎服,每日一剂。

按:本按属胃脘痛,证属肝胃不和,湿热蕴结,胆气不舒,治法以疏肝理气、清热化湿、利胆和胃。方中金钱草、郁金利胆;黄连、黄芩、蒲公英清热化湿;丹参行气活血。

03　**胃脘痛**

包某　女　58岁

反复胃痛半年。近半年胃痛纳胀,嗳气频作,无泛酸,大便时溏时泻,时作时止,近日大便偏软,日一行,肢体无力,口淡时苦,脉细弦数,苔黄腻,质淡红衬紫。胃镜:萎缩性胃窦炎。

苏梗片 10 g	铁树叶 15 g	徐长卿 15 g	炒黄芩 10 g
川连 4 g	佛手片 10 g	失笑散 12 g^{包入}	香谷芽 30 g
炒延胡 15 g	云茯苓 15 g	焦六曲 15 g	焦枳壳 10 g

7剂,水煎服,每日一剂。

按:本案属胃痛,证属肝胃不和,兼有湿热夹瘀,治予调和肝胃,清热化湿,行气活血止痛。方中失笑散、延胡索、徐长卿活血化瘀,行气止痛;铁树叶具有化瘀消肿,和胃止痛,同时有抗肿瘤作用,能明显改善胃黏膜萎缩。

04　**胃脘痛**

袁某　女　36岁

反复胃痛胃胀半年。半年前开始出现反复纳胀、嘈杂,嗳气频作,泛酸胃痛,食欲不振,今年在海门人民医院查胃镜:浅表萎缩性胃窦炎。脉弦细,苔薄白腻,质淡红胖。三年前有胃出血病史。

苏梗 10 g	蒲公英 20 g	海螵蛸 30 g	徐长卿 15 g
川连 4 g	铁树叶 15 g	煅瓦楞子 20 g	佛手片 10 g
焦枳壳 10 g	炒延胡 15 g	白及片 12 g	香谷芽 30 g

7剂,水煎服,每日一剂。

按:本案属胃痛,证属肝胃不和,胃失和降,治予调和肝胃,和胃降逆。方中海螵蛸、煅瓦楞子制酸效果好;白及具有收敛生肌,修复黏膜作用。

复诊:

服药后嗳气泛酸较前好转,胃痛发作减少,仍纳胀,稍有嘈杂,嗳气少,口干,大便正常,脉细,苔薄腻,微黄,质淡胖,拟前方:

海螵蛸 20 g	白及片 12 g	苏梗 10 g	怀山药 30 g
香谷芽 30 g	蒲公英 15 g	焦枳壳 10 g	凤凰衣 6 g
北沙参 12 g	铁树叶 15 g	川连 4 g	千张纸 2 g
徐长卿 10 g			

7剂,水煎服,每日一剂。

按:患者胃痛泛酸好转,故去延胡索、瓦楞子,加凤凰衣、千张纸生肌敛疮护膜;北沙参益气养阴。

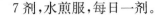

05 胃脘痛

张某　女　56岁

反复胃痛1月余。近1个月胃痛明显,进食后明显,偶泛酸,纳胀嗳气,大便日一行,成形,苔薄腻,质淡白,脉细。胃镜:胃窦部慢性浅表萎缩性胃炎。血常规:白细胞 $7.8×10^9$/L,红细胞 $3.0×10^{12}$/L,血红蛋白 82 g/L,血小板 $245×10^9$/L,N 85%。

姜半夏 10 g	佛手片 10 g	白及片 10 g	徐长卿 15 g
香谷芽 30 g	川连 4 g	铁树叶 15 g	九香虫 5 g
陈皮 10 g	苏梗 10 g	黄芩 10 g	炒延胡 15 g
沉香曲 10 g	焦神曲 10 g	茯苓 15 g	炙甘草 5 g

7剂,水煎服,每日一剂。

按:本案属胃痛,证属肝胃(脾)不和,湿热内蕴。治予调和肝脾,清热化湿,理气止痛。方中九香虫治胃痛效果佳;沉香顺气降逆作用强。

06 **胃脘痛**

黄某 男 45岁

反复胃痛3月余。近3个月胃痛隐隐,食后腹胀,泛酸不著,嘈杂,口干,纳呆,食欲不振,大便软,脉细,苔白腻,质淡红胖。胃镜示:① 十二指肠球部溃疡活动期A1;② 糜烂性胃窦炎。病理:胃窦黏膜慢性浅表性炎。

海螵蛸30 g	粉甘草4 g	蒲公英20 g	千张纸2 g
白及片12 g	墨旱莲15 g	川连4 g	炒黄芩10 g
大贝12 g	黄芪30 g	凤凰衣6 g	香谷芽30 g

7剂,水煎服,每日一剂。

按:本案属胃痛,证属脾胃虚弱兼有湿热。治予补气健脾,兼清湿热。方中千张纸、凤凰衣、白及收敛止血作用强。

07 **胃脘痛**

陶某 男 55岁

反复胃痛一月余。近1个月反复胃脘痛,空腹痛为主,进食后好转,纳食不香,双下肢浮肿,左肩臂疼痛抬举困难,失眠,大便偏稀。脉细,苔薄黄腻,质淡红嫩。胃镜:十二指肠球部溃疡;查肝功:TBi 23.6 μmol/L,谷丙转氨酶69 μ/L。血压:105/65 mmHg。

焦白术10 g	泽泻15 g	广陈皮6 g	海螵蛸30 g
云茯苓20 g	车前子15 g	香谷芽30 g	大贝12 g
猪苓20 g	冬瓜皮30 g	片姜黄12 g	白及片12 g
黄芩15 g	仙鹤草30 g	灵芝12 g	

7剂,水煎服,每日一剂。

按:本案属胃痛、水肿,证属脾胃虚弱、水湿内蕴。治予补气健脾、渗湿利水。方中片姜黄散寒行气止痛,善治上肢疼痛;猪苓、冬瓜皮利水效果好;灵芝安神作用强。

胃脘痛

马某　男　21岁

反复胃痛一月余。近一月反复胃痛,空腹痛为主,嘈杂,得食痛缓,泛酸不甚,嗳气不多,腹部作胀,脉弦细,苔薄白腻,质淡红。胃镜示:十二指肠球部炎伴溃疡。

海螵蛸 20 g	粉甘草 5 g	佛手片 10 g	蒲公英 15 g
大贝 12 g	黄芪 20 g	延胡索 15 g	炒白术 10 g
白及片 12 g	陈皮 6 g	凤凰衣 6 g	香谷芽 30 g

7剂,水煎服,每日一剂。

按:本案为胃脘痛,证属脾胃虚弱,肝胃不和,治予益气健脾,理气止痛,此为茅老的自创方海贝加味散加减。

胃脘痛

秦某　女　50岁

胃痛3天。3日前因劳累后出现胃脘隐隐作痛,嗳气泛酸,食后作胀,口苦,大便偏干,1~2日一行,量少,尿黄,脉弦细,苔薄黄腻,质略红。胃镜:慢性浅表性胃炎。

海螵蛸 30 g	粉甘草 4 g	佛手花 6 g	凤凰衣 6 g
大贝 12 g	云茯苓 15 g	蒲公英 15 g	川连 4 g
白及片 12 g	香谷芽 30 g	焦枳壳 10 g	千张纸 2 g

7剂,水煎服,每日一剂。

按:本案属胃脘痛,证属脾虚湿热内蕴,治予健脾清热化湿,理气止痛。方中佛手花理气而不伤阴。

胃脘痛

季某 女 45岁

反复胃痛1年,1年前开始出现反复胃脘隐痛,进食后腹胀明显,嗳气频作,嘈杂,大便量少成形,间日一解,少寐,脉弦细,苔薄黄腻,质淡红紫。胃镜:慢性浅表性胃炎,胃窦部息肉。

姜半夏10 g	蒲公英30 g	炒延胡15 g	炒三棱12 g
香谷芽30 g	川连4 g	焦枳壳10 g	橘叶10 g
生牡蛎30 g^{先煎}	苏梗10 g	白及片12 g	徐长卿15 g
大贝12 g	炙甘草5 g		

7剂,水煎服,每日一剂。

按:本案属胃脘痛,证属肝胃不和,痰瘀阻络,脾运不健,气滞中焦。方中徐长卿、生牡蛎疏肝理气止痛、化痰软坚散结;三棱活血化瘀止痛。

胃脘痛

施某 男 44岁

胃脘隐痛1年余。近1年上腹部作胀,嗳气不畅,口干口苦,时欲饮水,饥不著,无泛酸,大便日一解,时或溏薄。舌质红,苔少有裂纹,脉细数。胃镜:慢性浅表性胃炎。B超:胆囊壁毛糙。

苏梗10 g	蒲公英20 g	北沙参12 g	佛手片10 g
黄芩10 g	川连4 g	铁树叶15 g	麦冬12 g
炒山药24 g	香谷芽30 g	焦枳壳12 g	天花粉12 g
炒延胡12 g	炒扁豆12 g		

7剂,水煎服,每日一剂。

按:本案属胃脘痛,证属肝胃不和,胃阴不足。治予调和肝脾,滋阴养胃。方中北沙参、麦冬、天花粉滋阴养胃效果好,同时予佛手、枳壳理气而不伤阴。

胃脘痛

沙某　女　48岁

胃脘痛1周。近1周进食油腻食物后出现胃脘部胀痛不适，牵引右胁下，入夜胃胀为甚，嗳气嘈杂，痛时嗳气则缓，无泛酸，口苦明显，食纳欠佳，大便干结难解，小便偏黄。脉细弦，苔薄白微干，质略红。有慢性胆囊炎病史5年。B超：胆囊壁毛糙，未见胆囊结石。

姜半夏10g	苏梗10g	蒲公英20g	炒延胡索15g
炒二芽30g各	川连4g	佛手片10g	金钱草30g
橘叶10g	焦枳壳15g	广郁金15g	黄芩10g
麦冬12g	青皮10g		

7剂，水煎服，每日一剂。

按：本案属胃脘痛，证属胆胃不和，治予调和胆胃，疏肝利胆，理气止痛。方中金钱草、郁金利胆效果好。

胃脘痛

秦某　女　50岁

胃脘痛1月余。1月前开始出现进食后胃脘部胀痛不适，嗳气泛酸，口干口苦，口气重，大便三四天一解，干结难解，每次量不多。脉弦细，苔薄腻微黄，质淡红，尖边红。胃镜：慢性胃窦炎。

海螵蛸30g	粉甘草5g	佛手片10g	墨旱莲12g
白及片12g	蒲公英20g	炒延胡12g	川连4g
大贝12g	焦枳壳20g	凤凰衣6g	陈皮10g

7剂，水煎服，每日一剂。

按：本案属胃脘痛，证属肝脾不和，治予调和肝脾，理气止痛。

复诊：

服药后胃脘痛明显好转，但是进食后仍腹胀明显，食纳不香，食纳少，大便正常，脉弦细，苔薄黄腻，质略红，拟方仿前：

海螵蛸 30 g	粉甘草 4 g	佛手片 10 g	凤凰衣 6 g
炒延胡 12 g	大贝 12 g	蒲公英 15 g	苏梗 10 g
千张纸 2 g	香谷芽 30 g	白及片 12 g	焦枳壳 12 g
川连 3 g	墨旱莲 12 g	焦神曲 15 g	焦山楂 15 g

7剂,水煎服,每日一剂。

按:胃脘痛好转,腹胀纳差明显,故加用苏梗行气宽中;焦山楂、神曲消食和胃。

胃脘痛

吴某　男　49 岁

胃脘隐痛半年。近半年胃脘部隐痛,稍有嗳气,无泛酸,乏力,纳食不香,项部牵痛,胸闷隐痛。脉弦数,苔黄腻,质淡紫。胃镜示:慢性浅表性胃炎(胃窦糜烂)。

海螵蛸 30 g	焦枳壳 10 g	凤凰衣 6 g	刺猬皮 10 g
徐长卿 15 g	白及片 12 g	铁树叶 20 g	延胡索 15 g
白蒺藜 15 g	香谷芽 30 g	大贝 12 g	川连 4 g
失笑散 12 g^{包煎}	茯苓 15 g	甘草 8 g	太子参 10 g

7剂,水煎服,每日一剂。

按:本案属胃脘痛,证属脾胃虚弱、气滞血瘀。治予益气健脾、理气活血止痛。方中失笑散、刺猬皮行气活血止痛效果好。

胃脘痛

赵某　女　29 岁

胃脘部疼痛 1 年。患者平素怕冷,常感胃脘部隐痛,遇冷加重,伴两腰刺痛,以右为著,大便隔日一解,纳食如常,尿正常。月经正常,带下时多,色白无异味。脉细数,苔薄白腻,质淡红。

川桂枝 10 g	炒延胡 15 g	高良姜 6 g	生姜片 3 片
炒白芍 30 g	煨金铃 10 g	失笑散 10 g^{包煎}	大枣 15 g
炙甘草 10 g	制香附 10 g	九香虫 5 g	赤砂糖 1 匙^{冲入温服}

7 剂，水煎服，每日一剂。

按：本案属胃脘痛，证属脾胃虚寒，脉络瘀阻，法拟调中补益，缓急止痛，调和肝脾，参以和络，方以小建中汤加味。

（十二）嘈杂

 嘈 杂

袁某 女 52 岁

嘈杂嗳气 3 个月。近 3 个月嘈杂嗳气频作，纳胀，偶泛酸，口干口苦明显，脉弦细，苔薄白，中花剥，质偏红。胃镜：胆汁反流性胃炎，胃窦部局部萎缩改变。

苏梗 10 g	白及片 12 g	炒延胡 15 g	麦冬 12 g
香谷芽 30 g	细川连 4 g	海螵蛸 30 g	蒲公英 20 g
黄芩 10 g	铁树叶 20 g	凤凰衣 6 g	北沙参 12 g
太子参 15 g			

7 剂，水煎服，每日一剂。

按：本案属嘈杂，证属肝胃不和，胃阴不足，治拟调和肝胃，益胃和络。方中麦冬、北沙参益胃养阴作用强。

（十三）痞证

 痞 证

曹某 男 35 岁

反复腹胀半月。近半月来腹胀纳少，嗳气泛恶，泛酸不多，大便欠畅，近三四日来大便偏少。胃镜：胃潴留液较多，幽门轻度梗阻，性质待查。脉弦细，苔薄白腻，质略红嫩。

查体：形瘦，神清，BP100/75 mmHg，胸廓对称，心肺（－），腹胀，左上腹微隆起，肝脾（－），墨菲征（－）。

生赭石 20 g^{先煎}	旋覆花 12 g^{包煎}	姜半夏 15 g	广陈皮 6 g
炒枳实 12 g	苏梗 10 g	川朴 10 g	刀豆子 15 g
沉香曲 10 g	蜀羊泉 20 g	威灵仙 15 g	云茯苓 15 g
太子参 15 g	炒谷芽 30 g	炙甘草 5 g	

7 剂，水煎服，每日一剂。

按：本案属痞满——实痞（肝胃不和证），治拟调和肝胃，和胃消痞。拟方旋覆花代赭汤加减。方中沉香曲、刀豆子降逆止呕；蜀羊泉、威灵仙有抗肿瘤作用。

 ## 痞 证

黄某　女　46 岁

反复纳胀 3 月余。近 3 月来纳胀，胃部垂胀感，嗳气少，微嗳气，矢气则舒，大便不畅、软，二三日一行，脉细苔，薄白腻，质淡胖紫气。

苏梗 10 g	姜半夏 10 g	制川朴 10 g	砂蔻仁 2 g^{后下}
焦枳壳 15 g	川连 4 g	制苍术 10 g	焦神曲 20 g
佛手片 10 g	广陈皮 6 g	广木香 6 g	炒麦芽 30 g
炒谷芽 30 g			

7 剂，水煎服，每日一剂。

按：本病案属痞满，证属肝胃不和，气滞中阻，肠腑传导不利。治拟理气和胃、除湿化痰。

痞 证

汤某　女　46岁

腹胀三天。3天前受凉后出现发热,服药热退后,出现腹胀纳差,嘈杂,嗳气频作,胸闷,无泛酸,心悸烦乱,失眠,脉细,苔薄白腻,质淡红。

旋覆花 10 g^{包煎}	苏梗 10 g	茯苓神 12 g^各	焦六曲 15 g
代赭石 20 g^{先煎}	焦枳壳 10 g	灵磁石 30 g^{先煎}	炒二芽 30 g^各
姜半夏 10 g	川连 3 g	枇杷叶 12 g^{去毛}	太子参 15 g

7剂,水煎服,每日一剂。

按:本案属痞满,证属肝胃不和,心神失养。治拟调和肝胃、理气降逆、重镇安神。方中旋覆花、代赭石、枇杷叶降逆作用好;灵磁石安神作用强。

痞 证

郭某　女　47岁

纳食腹胀二月余。近2个月胃中嘈杂热辣,纳食作胀,时不知饥,欲泛酸而不得,得嗳气则舒,大便烂,日一解,脉弦略细,苔薄腻微黄,质边尖略红。

吴茱萸 3 g	炒川连 4 g	云茯苓 15 g	炒黄芩 6 g
苏梗片 10 g	海螵蛸 30 g	白蔻仁 3 g^{后入}	绿萼梅 6 g
炙鸡内金 10 g	焦枳壳 12 g	佛手片 10 g	香谷芽 30 g
焦六曲 15 g			

7剂,水煎服,每日一剂。

按:本案属胃痞,证属肝郁化火犯胃,胃失和降,脾运不健,治拟疏肝清热、和中健脾。方中吴茱萸、川连,为左金丸辛开苦降,寒热并用,使得肝火得清,胃气得降。

痞　满

朱某　女　47岁

胃脘部胀满不适4年余。患者脘腹满闷多年,时轻时重,纳呆便溏,神疲乏力,月经量多、淋漓,眼睑浮肿,腰膝酸软,面色苍白,夜寐尚可,皮下出血斑散在,舌质略淡,苔薄白腻,脉细。既往有贫血史。治以健脾益肾,补气生血,拟方如下:

潞党参12 g	焦枳壳10 g	焦六曲20 g	金狗脊15 g
苏梗片10 g	炒二芽30 g^各	炙鸡内金10 g	西砂仁3 g^{后入}
仙鹤草30 g	细川连3 g	焦白术10 g	云苓15 g
炒杜仲15 g	苎麻根30 g		

7剂,水煎服,每日一剂。

按:本案属痞证,证属脾胃虚弱,气血亏虚,肾阳不足,以四君子汤为基础方健脾益气,配合神曲、二芽、鸡内金、砂仁健脾消食,狗脊、杜仲补益肝肾。

(十四)呃逆

呃　逆

张某某　男　35岁

呃逆3天。患者半月前因饮食不洁,出现吐泻交作,经用洛哌丁胺(易蒙停)后泻止十天,腹胀,大便三日一解,解而不畅,肠鸣漉漉。三天前出现呃逆,纳少,脘腹满闷,脉滑,苔厚腻微黄,质偏红。既往有"胆囊炎、胆囊结石"病史。

姜半夏10 g	花槟榔12 g	青竹茹12 g	生赭石30 g^{轧,先煎}
生军6 g^{后入}	川连4 g	制川朴10 g	云苓泻15 g^各
干柿蒂30 g	焦枳实10 g	枇杷叶12 g^{去毛}	刀豆子15 g
灵磁石30 g^{打,先}			

7剂,水煎服,每日一剂。

按:本案属呃逆,证属湿热中阻,肠腑气滞,胃气上逆,法拟行气宽肠,化湿降逆止呃,予连苏半夏泻心汤加减。方中半夏和胃降逆,竹茹、柿蒂助降逆止呃之力,生军、枳实、厚朴通腑泄热。

02 呃 逆

余某　女　38岁

间断呃逆2年。两年来遇冷易呃逆,得热则减,纳食不多,时胀满不适,嗳气胃痛,无泛酸,口淡不渴,二便正常。月经周期尚可,量不多,一行五天左右,经期小腹刺痛,二天后即不痛。脉细,苔薄白腻,质淡红。既往有"慢性胃炎"病史。

丁香 10 g	干柿蒂 20 g	干姜 6 g	香附 10 g
广皮 6 g	刀豆子 15 g	云茯苓 10 g	香谷芽 30 g
姜半夏 10 g	焦枳壳 10 g	枇杷叶 12 g^{去毛}	潞党参 12 g
沉香曲 10 g			

7剂,水煎服,每日一剂。

按:本案属呃逆,证属胃中寒冷。治拟温中散寒,降逆止呃,理气。方选丁香散加减。方中丁香、柿蒂降逆止呃,干姜温中散寒,香附、陈皮理气和胃。

03 呃 逆

仇某　男　75岁

呃逆2天。患者五天前因起居不慎受凉后出现发热、鼻塞流涕伴咳嗽咳痰,经治好转,但之后呃逆断续,经治无效,夜眠不实。脉细,苔白腻,质淡红。

生赭石 20 g^{轧·先煎}	公丁香 6 g	旋覆花 12 g^{包煎}	柿蒂 30 g
枇杷叶 12 g^{去毛}	苏梗 10 g	姜半夏 12 g	刀豆子 15 g
青竹茹 12 g	藿梗 10 g		

7剂,水煎服,每日一剂。

按:本案属呃逆,证属外感风寒,胃中寒冷,治拟解表散寒,降逆止呕。

(十五) 便秘

 便　秘

李某　男　33岁

　　大便干结难解3年。患者三年来大便干结难解,虽每日解一次,但干如马屎样,伴有小腹胀,口苦而干,纳食差,进食后易饱胀,伴有头晕乏力。脉细数,苔白,质淡红。有贫血史。

火麻仁15 g	望江南12 g	柏子仁12 g	正光杏10 g
焦枳壳15 g	决明子15 g	生白芍30 g	当归10 g
肥桃仁10 g			

7剂,水煎服,每日一剂。

另:决明子200 g,每日20 g泡茶服。

按:本案属便秘,证属血虚秘,因血液亏虚,肠道失荣。治拟养血润肠通便,方选润肠丸加减。方中当归养血,火麻仁、柏子仁、桃仁润肠通便,枳壳引气下行。

02　便　秘

施某　女　44岁

　　大便干结两月。患者形体消瘦,近两月来大便燥结,状如马屎,身热烦躁汗出,两颧潮红,口干欲饮,饥不著,尿正常,夜眠差,盗汗。月经先期8天左右,带下不多。脉细数,苔白而干,质略紫。

润玄参 15 g	火麻仁 15 g	望江南 18 g	肥桃仁 10 g
麦冬 15 g	正光杏 10 g	生白芍 30 g	当归 10 g
生地 15 g	柏子仁 10 g	焦枳壳 15 g	肥知母 10 g
熟军 10 g			

7 剂,水煎服,每日一剂。

按:本案属便秘,证属阴虚燥热,肠腑失濡。法拟养阴通便。方选增液汤加减。方中玄参、麦冬、生地、知母滋阴增液,望江南清热通便,桃仁、柏子仁、火麻仁润肠通便。

(十六)泄泻

泄 泻

季某 女 42 岁

腹泻 20 余天。患者因进食不洁食物后出现腹泻,每日 2～3 次,便下白色黏冻,伴里急后重,无腹痛,略身热,纳食一般,口干口苦,小便黄,舌质偏红,苔薄黄腻,脉细浮数。

粉葛根 15 g	粉甘草 6 g	炒银花 30 g	黄芩 15 g
煨木香 10 g	地榆炭 15 g	川连 6 g	凤尾草 30 g
白头翁 15 g			

7 剂,水煎服,每日一剂。

按:本案属泄泻,证属肠腑湿热内蕴。因外感风热,湿热蕴结,损伤脾胃,传化失常。治当清热利湿止痢,予葛根芩连、香连丸加减。

泄 泻

杨某 女 46 岁

泄泻伴呕吐半月。半月前因进食不洁食物后出现发热吐泻,经治热退吐泻止。近日来大便烂,二日一次,纳食不香,常泛恶嘈杂,胸闷板滞气短,夜半口苦,夜眠不实,脉濡,苔腻微黄,质略红赤。

姜半夏 10 g	云茯苓 15 g	炒山药 24 g	焦六曲 15 g
炙鸡内金 10 g	细川连 4 g	枇杷叶 12 g^{去毛}	炒扁豆 12 g
丝通草 4 g	青竹茹 12 g	炒枳实 10 g	炒二芽 30 g^各
白蔻仁 3 g^{后入}			

7剂,水煎服,每日一剂。

按:本案属泄泻,证属湿热内蕴,胆胃失和,拟清化健脾,调和胆胃。黄连温胆汤加减。方中黄连竹茹清心降火,半夏、茯苓、枳实健脾理气和胃。

03 泄 泻

徐某 女 36岁

大便次数增多三年。患者近三年来出现大便次数增多,色黄质溏薄,每日二三次,略有黏冻,便前腹部胀痛,痛即欲便,便后缓解。时有胸胁胀闷,嗳气食少。带下黄稠泡沫,得之于产后。妇检:宫颈炎,宫颈肥大,带下略多。舌质淡红,苔薄黄腻,脉细濡。

焦白术 15 g	粉甘草 6 g	连翘 15 g	生薏仁 20 g
云苓 15 g	炒防风 12 g	炒黄芩 12 g	红藤 20 g
炒川柏 10 g	炒白芍 20 g	银花 30 g	败酱草 30 g
炒杜仲 15 g			

7剂,水煎服,每日一剂。

按:本案属泄泻,证属肝脾不和,湿热下注,带脉失固。治拟调和肝脾,清化解毒愈带。痛泻要方加减。方中红藤、败酱草清热解毒,川柏清下焦湿热。

04 泄 泻

王某 女 38岁

腹痛腹泻三年。三年前起出现腹痛腹泻,伴肠鸣,每日三四次,大便色黄不成形,时或腹胀不适,无黏冻后重,服肠胃康好转,胃痛嘈杂,时有胸胁胀痛,无嗳气,无泛酸,月经正常,脉弦细,苔薄白腻,质淡红。

焦白术 20 g	炒白芍 24 g	煨木香 10 g	煨葛根 15 g
香谷芽 30 g	炒防风 15 g	粉甘草 6 g	川连 5 g
海螵蛸 10 g	广皮 6 g	炒黄芩 15 g	煨诃子 10 g
炒扁豆 15 g			

7 剂,水煎服,每日一剂。

按:本案属泄泻之肝气乘脾证。拟调和肝脾,白术芍药散方加减。方中防风升清止泻,诃子涩肠止泻。

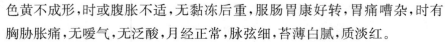

05 泄 泻

汪某 男 49 岁

腹痛腹泻一月。一个月来间断腹痛腹泻,每日五次,得之于慢性阑尾炎发作之后,大便略带黏冻,时或胸闷心悸,无胸痛,脉细数,苔白腻,质红。BP 125/92 mmHg,P 68 次/分。证属肝脾不和,湿热蕴肠。治拟抑肝扶脾坚肠。

焦白术 20 g	广皮 6 g	煨诃子 10 g	云苓泻 15 g各
香谷芽 30 g	防风 15 g	炙甘草 6 g	炒山药 30 g
凤尾草 30 g	炒白芍 24 g	炒黄芩 15 g	煨木香 10 g

7 剂,水煎服,每日一剂。

复诊:

腹痛腹泻好转,近来出现头痛不适,胃痛嘈杂,偶或泛酸,纳后嘈杂,脉弦细,苔薄黄腻,质略红,拟方仿前:

焦白术 14 g	粉甘草 5 g	炒黄芩 15 g	炒山药 30 g
香谷芽 30 g	炒防风 15 g	煨葛根 15 g	煨诃子 10 g
炒扁豆 15 g	炒白芍 30 g	凤尾草 30 g	云苓泻 15 g各
瓦楞子 15 g	海螵蛸 15 g		

7 剂,水煎服,每日一剂。

按：初诊拟芍药汤合痛泻要方加减，方中白芍养血柔肝，白术、山药健脾补虚，防风升清止泻，黄芩清热燥湿解毒，木香行气导滞。二诊加煨葛根解肌清热，升清止泻；白芍加量，联合甘草缓急止痛；瓦楞子、海螵蛸中和胃酸。

 ### 泄　泻

朱某　男　66岁

　　腹痛腹泻一年。一年前起出现腹痛腹泻，常于晨起出现脐周疼痛，伴肠鸣，腹痛即泄，喜温暖，泄后腹痛可缓解。平素形寒肢冷，纳食不多。脉沉细，苔白腻，质淡红。

焦白术 30 g	广皮 6 g	煨肉豆蔻 10 g	淡附片 8 g
炒扁豆 15 g	炒防风 12 g	炙甘草 6 g	炒党参 15 g
淡吴萸 6 g	香谷芽 30 g	炒白芍 30 g	云苓 15 g
干姜 6 g	炒山药 30 g		

7剂，水煎服，每日一剂。

　　按：本案属泄泻，证属脾阳虚衰，治拟健脾温阳，固涩止泻。理中汤合参苓白术散加减。

泄　泻

蒋某　男　64岁

　　腹痛腹泻一年余。肠鸣腹痛泄泻，日三五次，已一年余，时作时止，便无黏冻，畏寒肢冷，纳少，夜眠差，脉弦，苔薄白腻中剥，质淡红。结肠镜示：未见明显异常。

焦白术 30 g	炙甘草 10 g	炒山药 30 g	玉桔梗 3 g
炒党参 15 g	炒防风 15 g	葛根 20 g	炒扁豆 15 g
炒地榆 15 g	炒白芍 30 g	煨诃子 10 g	云苓 15 g
香谷芽 30 g			

7剂,水煎服,每日一剂。

按: 本案属泄泻,证属脾胃虚弱,气阴不足。治以健脾益气,养阴生津。方中葛根生津止泻。合焦白术、炒防风、炒白芍寓"痛泻要方"意,炒白芍配炙甘草,缓急止痛,地榆、诃子、白术是茅老的经验药对,四君子健脾补气,桔梗升提,全方配伍独到,每获良效!

 08

泄 泻

朱某 男 64岁

腹痛腹泻一年余。患者自去年6月起,反复出现腹痛腹泻,每日两次,服用盐酸小檗碱(黄连素)、三联活菌散后症状有好转,但仍有反复,近两月余尤甚,伴纳差、口苦,胃脘部胀痛,夜间明显,无嗳气反酸。在本院查胃镜:十二指肠球部溃疡。结肠镜:未见明显异常。脉弦细,苔根腻微黄,尖中少苔,质红。

炒黄芩15 g	白头翁15 g	海螵蛸30 g	炒银花30 g
细川连6 g	炒白芍30 g	地榆炭15 g	广郁金12 g
凤尾草30 g	粉甘草10 g	煨诃子10 g	金钱草30 g
煨葛根15 g			

7剂,水煎服,每日一剂。

按: 本案属泄泻,证属湿热蕴结肠道,肝胃不和,治拟清利肠道湿热,理气和胃。黄芩汤加减。方中白头翁、黄连、黄芩清热化湿、凉血解毒,凤尾草清热利湿止痢。

（十七）湿热痢

01

湿热痢

徐某 男 34岁

反复腹胀伴黏液便二年。2年来反复出现腹胀,大便黏冻,一日3～

4 次,伴有里急后重,时胃痛作胀,脉细,苔薄白质略红。

白头翁 15 g	煨木香 6 g	炒白芍 20 g	海螵蛸 30 g
地榆炭 15 g	川连 6 g	煨葛根 10 g	炒枳壳 10 g
煨柯子 10 g	炒黄芩 15 g	佛手片 10 g	炙甘草 5 g

7 剂,水煎服,每日一剂。

按:本案属痢疾(湿热内蕴、气血壅滞),治法拟清肠化湿,调和气血。拟方芍药汤、葛根芩连汤加减。方中诃子涩肠止泻,海螵蛸收敛制酸。

(十八)腹痛

 01

腹　痛

朱某　男　68 岁

小腹疼痛半年余。近半年来进食生冷食物后出现小腹部疼痛,腹痛即便,大便色黄质烂,每日二次,便后腹痛可缓解,平素畏寒,乏力,纳少,小便清长,少寐,脉濡,苔薄白,质淡红。

焦白术 20 g	广皮 6 g	炙甘草 10 g	煨肉豆蔻 10 g
云苓 15 g	炒防风 15 g	炮姜炭 16 g	淡附片 6 g
炒山药 30 g	煨诃子 10 g	炒白芍 14 g	炒党参 15 g
淡吴萸 6 g	炒扁豆 15 g	香谷芽 30 g	

7 剂,水煎服,每日一剂。

按:本案属腹痛,证属脾胃虚弱,中虚脏寒。治以温中健脾,缓急止痛,方选参苓白术散合附子理中汤加减。方中炮姜、附子、吴茱萸温中散寒,白芍、甘草缓急止痛。

02

腹　痛

袁某　女　51 岁

腹痛腹泻 2 月余。患者自两个月前起出现脐周疼痛,伴肠鸣,大便每日 3～4 次,可见白色黏冻夹杂。胃痛,纳后不胀,无泛酸,时嗳气,头痛,夜眠欠安。脉细弦,苔薄白,质淡红。胃镜:慢性浅表萎缩性胃窦炎。

焦白术 30 g	粉甘草 10 g	炒黄芩 15 g	云苓神 15 g^各
香谷芽 30 g	炒防风 15 g	广皮 6 g	川连 6 g
生龙齿 30 g^{打,先}	炒白芍 30 g	煨葛根 15 g	地榆炭 15 g
煨木香 10 g			

7剂,水煎服,每日一剂。

按:本案属泄泻,证属肝气乘脾,方选痛泻要方加减。方中白芍养血柔肝、缓急止痛,白术健脾补虚,陈皮理气醒脾,防风升清止泻。

03 腹痛

俞某 男 42岁

腹痛腹泻1年。患者自一年前起因进食不洁食物后出现脐周疼痛,伴大便溏薄,每日四至五次,无黏冻无里急后重感,便前腹痛明显,痛则腹泻,便后痛减,时有右胁胀痛。脉弦细,苔薄白腻,质红紫。

焦白术 20 g	广皮 6 g	炒扁豆 15 g	广郁金 12 g
炒延胡 15 g	炒防风 15 g	炙甘草 10 g	云苓 15 g
煨诃子 10 g	炒白芍 24 g	炒山药 30 g	炒黄芩 12 g
失笑散 12 g^{包煎}			

7剂,水煎服,每日一剂。

按:本案属泄泻,证属肝胃不和,脉络失和,肠道湿热,方选痛泻要方加减。方中郁金疏肝理气,黄芩清热解毒,失笑散活血散瘀止痛。

04 腹痛

施某 男 49岁

腹痛半年。患者自半年前起,每遇风寒,即可出现全腹攻痛肠鸣,纳食如常,不胀,偶口干,大便三天左右一解,溏燥交替,得暖缓解,平素矢气频多,入夜汗出,汗后身热,咳嗽不多,痰白。脉细,苔薄厚腻,质淡红衬紫气。

炒党参 12 g	炙甘草 3 g	西砂仁 3 g^{后入}	正光杏 10 g

炒党参 12 g　　炙甘草 3 g　　西砂仁 3 g^{后入}　　正光杏 10 g

炒扁豆 15 g　　苍白术 10 g^各　　广皮 6 g　　藿香梗 10 g

当归 10 g　　香谷芽 30 g　　炮姜炭 5 g　　云苓 15 g

煨木香 6 g　　炒山药 30 g

7 剂,水煎服,每日一剂。

按:本案属腹痛,证属脾阳不振,运化不健,湿阻肠道。治拟温中补虚,健脾运中兼以润肺,予理中汤方加减。方中炮姜温中散寒,苍术、白术、藿香、茯苓健脾化湿。

(十九) 黄疸

溶血性黄疸(瘀黄)

仇某　女　28 岁

目黄五月,大便正常,月经正常,皮肤不痒,带下色黄,妇检示:宫颈炎。脉细,苔薄白腻,质略红紫。肝功能:TBi 26.6 μmol/L、DBi 26 μmol/L。

茵陈 30 g　　赤芍 30 g　　虎杖 15 g　　黄芩 10 g

广郁金 15 g　　左秦艽 15 g　　炒姜皮 15 g　　连翘 10 g

石见穿 20 g　　生大黄 10 g^{后入}　　紫丹参 30 g　　金钱草 20 g

7 剂,水煎服,每日一剂。

按:此证属黄疸。

证系血瘀发黄,拟活血化瘀退黄。茅老经验,治黄必活血,常重用赤芍凉血活血退黄。

黄　疸

倪某　男　61 岁

胆切 2 月余,黄疸不退(TBi 96 μmol/L,DBi 27 μmol/L),大便溏薄日1~2 次,脉弦细,苔白腻,质淡红紫。

西茵陈 50 g	猪茯苓 15 g^各	路路通 10 g	石见穿 15 g
苍白术 10 g^各	广郁金 15 g	炒赤芍 30 g	紫丹参 30 g
金钱草 40 g	左秦艽 15 g	藿佩梗 12 g^各	

7 剂,水煎服,每日一剂。

复诊:

| 白蔻仁 3 g^{后入} | 王不留行 10 g | 泽泻 15 g |

另:西茵陈 100 g 每日 10 g 泡服。

按:此证属黄疸之湿热黄疸,湿邪偏盛,疏泄不利,治拟化湿利胆退黄,予茵陈四苓散。

03 妊娠肝损伤

张某 女 23 岁

患者妊娠 8 月,现目黄尿黄,黄色鲜明,大便正常,胎动不安,无泛恶,纳食可,脉滑数,苔薄白腻,质淡红。既往有肝炎病史。体格检查:血压 110/75 mmHg,脉搏 130 次/分。

辅助检查:(99.9.4,海门人民医院)肝功:总胆红素 34.2 μmol/L,直接胆红素 7.2 μmol/L,总蛋白 7.2 g/L,白蛋白 41 g/L,GLO 34.6 g/L,谷丙转氨酶 149 U/L。血糖:4.0 mmol/L;肾功能:肌酐 64 μmol/L,尿素氮 3.5 mmol/L。血常规正常。

证系湿热蕴结,肝胆疏泄不利,治拟清化利胆退黄,参以安胎。

西茵陈 30 g	焦白术 10 g	金钱草 20 g	板蓝根 12 g
田基黄 30 g	连翘 15 g	蒲公英 20 g	炒谷芽 30 g
黄芩 12 g	垂盆草 30 g	秦艽 10 g	桑寄生 12 g

7 剂,水煎服,每日一剂。

按:本案患者肝炎日久,损伤肝脾,时当夏秋季节,暑湿当令,湿热之邪由表入里,困遏中焦,肝胆疏泄失常,胆汁不循常道,泛溢肌肤,故有目黄、尿黄、黄色鲜明。脉滑数,苔薄白腻,质淡红也是湿热蕴结肝胆之阳黄表现。故治应清热利湿退黄,参以安胎。《金匮要略》言:"诸病黄家,但利其小便。"故本方重用茵陈以渗湿热利小便以退黄。又加金钱草、田基黄、垂盆草、秦艽入肝胆经利湿退黄,以加强茵陈之效。患者有肝炎病史,现肝功能异常,考虑肝炎病毒活动,故以连翘、板蓝根、蒲公英清热解毒抗炎。而患者又处妊娠期间,现又胎动不安,故用白术,既可健脾渗湿,又能益气安胎;配合黄芩清热安胎及桑寄生补肾安胎。因湿邪偏重,多滞脾胃,影响消化,故又加谷芽以健脾消食。全方用药,面面俱到,故药效极佳。

（二十）积聚

 肝硬化　胆道感染

范某　女　77 岁

患者二便可,胁痛不著,唯纳谷不香,纳食不胀,时或嘈杂,得食则缓,腹不胀,苔薄白花剥,质尖红嫩。

广郁金 10 g	怀山药 24 g	炙鳖甲 30 g	蛇舌草 20 g
肥麦冬 12 g	紫丹参 30 g	猪茯苓 15 g 各	焦枳壳 10 g
炒二芽 30 g 各	黄芩 10 g	太子参 15 g	生牡蛎 30 g 打碎,先煎
金钱草 20 g	大腹皮 15 g	炙鸡金 15 g	

7 剂,水煎服,每日一剂。

按:此证乃属胁痛之肝阴不足,予麦冬、鳖甲养阴柔肝,郁金、丹参活血止痛、行气解郁,辅以太子参、山药、茯苓、炒二芽、鸡内金健脾消食。

02　　**脾肿大**

陆某　女　36 岁

喉头物梗感,吞咽无障碍,"两对半"（一）,肝功正常,B超示脾大,舌淡红,苔薄白,脉弦细。述方:

软柴胡 10 g	紫丹参 30 g	绿萼梅 6 g	八月札 10 g
当归 10 g	荆三棱 12 g	佛手花 6 g	水红花子 6 g
生牡蛎 40 g^{先煎}	蓬莪术 12 g	广郁金 10 g	炙地鳖虫 6 g
太子参 20 g			

7剂,水煎服,每日一剂。

按:此方予疏肝解郁、活血化瘀为主,辅以行气消积。

03 脾肿大

周某　男　40岁

胸闷,两胁板滞,纳胀,脉弦细,苔薄黄腻,质略嫩,拟方仿前:

软柴胡 10 g	浙贝母 12 g	八月札 10 g	灵磁石 30 g^{打先}
当归 10 g	荆三棱 15 g	灵芝 15 g	鸡血藤 24 g
生牡蛎 40 g^{先煎}	蓬莪术 15 g	紫丹参 30 g	墨旱莲 15 g
水红花子 6 g	炒麦芽 30 g		

7剂,水煎服,每日一剂。

复诊:

脾大、脾亢,胸闷不著,右肋无板滞,"两对半"(-),肝功能正常,脉弦细,苔薄黄,质淡红,常规:白细胞数 2.9×10^9/L、血小板计数 6×10^9/L。

柴胡 10 g	浙贝母 12 g	水红花子 6 g	紫丹参 20 g
金钱草 20 g	炒麦芽 30 g	当归 10 g	荆三棱 15 g
灵芝 15 g	熟女贞子 15 g	黄芩 15 g	生牡蛎 4 g^{先煎}
蓬莪术 15 g	仙鹤草 30 g	广郁金 12 g	八月札 10 g

7剂,水煎服,每日一剂。

按:此方予疏肝解郁、活血化瘀为主,辅以三棱、莪术破血行气消积。

脾肿大

陆某 女

喉头物梗感,吞咽无障碍,"两对半"(一),肝功能正常,B超脾大。

软柴胡 10 g	紫丹参 30 g	绿萼梅 6 g	八月札 10 g
太子参 20 g	当归 10 g	荆三棱 12 g	佛手花 6 g
水红花子 6 g	生牡蛎 40 g^{先煎}	蓬莪术 12 g	广郁金 10 g
炙地鳖虫 6 g			

7剂,水煎服,每日一剂。

按:属于梅核气,梅核气主要因情志不畅,肝气郁结,循经上逆,结于咽喉或乘脾犯胃,运化失司,津液不得输布,凝结成痰,痰气结于咽喉引起。治疗以疏肝解郁,行气散结为主。

(二十一)鼓胀

鼓胀(肝硬化腹水)

秦某 男 40岁

肝病史6年,"大三阳",近一月来腹胀,小便可,纳胀,大便溏薄,日3~5次,脉弦细,苔白腻,质淡红。

检:巩膜轻黄,胸对称,心肺(一),腹胀,腹水症(+),中至大量。腹壁静脉怒张,肝(一),脾平位3 cm,质硬,墨菲征(+),上腹壁脂肪瘤。

炒白术 30 g	广郁金 10 g	石韦叶 30 g	炒葶苈 20 g
茵陈 15 g	大腹皮 40 g	泽兰泻 30 g^各	汉防己 15 g
黄芩 12 g	小青皮 10 g	腹水草 30 g	炒车前 15 g^{包煎}
川椒目 5 g	猪茯苓 24 g^各	黑白丑 8 g^各	商陆根 10 g

7剂,水煎服,每日一剂。

按:此证属于鼓胀,予己椒苈黄丸加减利水清热,由于患者大便溏薄,故去大黄。因患者久病体虚，中气不足者，加白术、茯苓等健脾益气。

复诊：

药后尿量增多，腹胀略减，纳食可，脉细弦，苔薄白质略红，拟方仿前：

炙白术 30 g	广郁金 10 g	汉防己 15 g	黄芩 15 g
商陆根 10 g	黄芪 24 g	大腹皮 40 g	泽兰 10 g
泽泻 30 g	川椒目 6 g	猪茯苓 30 g^各	炒麦芽 30 g
腹水草 30 g	炒车前 30 g^{包煎}	炒甜葶苈 30 g^{包煎}	黑白丑 8 g^各
西茵陈 15 g			

7 剂，水煎服，每日一剂。

按：此证属鼓胀，予防己黄芪汤益气健脾，清热利水。

02

鼓胀（肝硬化腹水，脾大脾亢）

周某某　女　35 岁

发现腹水，尿少，脾大，胸腔积液，脾亢，住本院，近腹水消退，但仍有腹水少量，纳食可。肝功：ALT 58 U/L、AST 39 U/L，"两对半"（二阳）。脉弦细，苔薄白微黄，质淡红胖。

炙白术 30 g	腹水草 20 g	炒甜葶苈 30 g	石韦叶 30 g
黄芪 30 g	猪茯苓 20 g^各	川椒目 5 g	黄芩 12 g
大腹皮 30 g	泽兰 10 g	泽泻 20 g	汉防己 15 g
焦枳壳 12 g	谷麦芽 30 g^各	红枣 15 g	

7 剂，水煎服，每日一剂。

二诊：

胸闷不著，无气急，少量腹水，ALT 58 U/L、AST 38 U/L，"两对半"（二阳），大便可，小便量一般，脉弦细，苔薄黄质淡红衬紫气，拟方仿前：

炙白术 30 g	炙桑皮 15 g	泽泻 20 g	连翘 10 g
黄芪 30 g	炒甜葶苈 30 g	炒车前 15 g^{包煎}	汉防己 15 g
太子参 20 g	猪茯苓 20 g^各	黄芩 12 g	石韦叶 20 g
炒麦芽 30 g	红枣 15 g		

7剂,水煎服,每日一剂。

三诊:

胸闷气急显著,"两对半"(二阳),谷丙转氨酶58 U/L,大便溏薄日二三次,尿时少,纳食可,脉弦细,苔薄黄腻质淡红。

B超:肝硬化,脾大(5.4 cm×20 cm),右侧胸腔积液5 cm,胆囊中显示不佳。

炙白术30 g	炙桑皮18 g	炒车前15 g^{包煎}	石韦叶30 g
炒麦芽30 g	太子参20 g	猪茯苓30 g^各	黄芩15 g
汉防己15 g	红枣15 g	炒甜葶苈30 g	泽泻30 g
连翘12 g	蛇舌草20 g		

7剂,水煎服,每日一剂。

按:此证属鼓胀,法拟清化解毒,疏肝和络,健脾利水,复诊时,根据症状再加以加减用药。

03　**鼓　胀**

仲某　女　51岁

腹胀,尿少,右胁不痛,查诊:肝硬化腹水,脾大2个月余,"两对半"(小三阳)。复查肝功能(本院):总胆红素5.3 μmol/L,直接胆红素4.5 μmol/L,TP>3.4 g/L,白蛋白38.6 g/L,GOB 34.8 g/L,Ti 8.9 μmol/L,谷丙转氨酶25.6 U/L,谷氨酰转肽酶48.9 U/L。大便时溏,纳后胀不甚,脉弦细,苔白腻,质淡红。B超:肝硬化,胆囊未见结石(胆壁回声模糊),脾肿大(5.0 cm×16.7 cm),腹水(前后径9.5 cm)。

炙白术30 g	泽兰10 g	泽泻30 g	石韦叶20 g
炒甜葶苈20 g	黄芩12 g	大腹皮30 g	猪茯苓30 g^各
汉防己12 g	黑白丑6 g^各	金钱草20 g	腹水草20 g
炒车前15 g^{包煎}	川椒目5 g	党参15 g	炒麦芽30 g

7剂,水煎服,每日一剂。

按：此证属鼓胀，症系疫毒久蕴，肝郁血瘀成癥，脾运不健，聚水成臌。法拟清化解毒，疏肝和络，健脾利水。

（二十二）胁痛

 HBV 携带　轻度脂肪肝 脾肿大

施某　男　46 岁

患者纳食一般，脉弦细，苔薄白腻、质淡红紫，拟方：

软柴胡 10 g	生山楂 20 g	白花舌草 30 g	白蔻仁 3 g后下
广皮 6 g	广郁金 12 g	泽泻 30 g	丹参 30 g
藿佩梗 10 g各	虎杖 20 g	猪茯苓 15 g各	炒麦芽 30 g
生牡蛎 40 g先煎			

7 剂，水煎服，每日一剂。

按：此证属纳差之肝胃不和，予疏肝理气，健脾祛湿，患者久病入络，结合患者脉象，予丹参活血化瘀。

02　慢性乙型肝炎　胆囊继发改变　脾轻大

陆某　女　30 岁

右肋下隐痛半年，"两对半"（小三阳），肝功：AST 47 U/L，B 超脾大（4.5 cm×13.5 cm）。脉弦细，苔黄腻，质淡红胖。

广郁金 10 g	紫丹参 30 g	猪苓 15 g	连翘 12 g
金钱草 30 g	生牡蛎 30 g打碎，先煎	仙鹤草 30 g	焦枳壳 10 g
蛇舌草 30 g	炒延胡 15 g	鸡骨草 30 g	炒麦芽 30 g
黄芩 12 g			

7 剂，水煎服，每日一剂。

按:此证属胁痛。

证系湿热,痰毒留恋,肝脏疏泄不利,血瘀成癥,脾气不足,拟清热解毒,疏泄肝脏,和络散瘀,兼以养血。

 慢性乙型肝炎

岑某　男　31 岁

右胁痛缓,右下腹不痛,尿黄,大便可,脉弦细,苔薄黄腻、质淡红。抗 HBSAg(+), TBi 29 μmol/L, ALT 75 μmol/L。

细茵陈 30 g	赤芍 30 g	垂盆草 40 g	败酱草 30 g
广郁金 12 g	丹参 30 g	黄芩 15 g	云苓神 15 g各
石见穿 15 g	连翘 12 g	蛇舌草 20 g	炒二芽 30 g各
田基黄 40 g			

7 剂,水煎服,每日一剂。

按:此证属胁痛,治疗以清热解毒,疏肝理气,活血止痛。

04　慢性乙型肝炎

陆某　男　30 岁

右胁板滞,隐痛,尿不黄,"两对半"(三阳)。近复查肝功能(一),"两对半"(小三阳),睡眠可,脉弦细,苔薄白、质红。拟方:

广郁金 10 g	北沙参 12 g	熟女贞 15 g	贯众片 12 g
粉葛根 20 g	水牛角片 20 g	麦冬 12 g	蛇舌草 30 g
垂盆草 30 g	绿升麻 10 g	生地 15 g	杭白芍 15 g
重楼片 10 g	粉丹皮 10 g	净蝉衣 6 g	

7 剂,水煎服,每日一剂。

按:此证属胁痛之肝阴不足,给予滋阴柔肝,活血止痛。

慢性乙型肝炎肝功代偿

秦某　男

"大三阳",肝功能正常,(口服联苯双酯)右肋时痛,尿微黄,纳食不旺,纳后不胀,大便可,脉弦细,苔薄白微黄,质略嫩。

广郁金 10 g	蛇舌草 30 g	黄芩 12 g	紫丹参 20 g
焦枳壳 10 g	猪苓 15 g	连翘 10 g	八月札 10 g
焦白术 10 g	垂盆草 20 g	田基黄 30 g	炒二芽 30 g^各

7剂,水煎服,每日一剂。

按:此证属胁痛之湿热蕴结,拟法清化解毒,疏肝运中。

慢性乙型肝炎

虞某　男　32岁

右胁略不适,大便略软,夜寐一般,脉弦细,苔薄白,质红。拟方仿前:

广郁金 12 g	蛇舌草 30 g	煨葛根 15 g	水牛角片 20 g
粉丹皮 10 g	金钱草 20 g	猪苓 15 g	青龙齿 30 g^{打碎,先煎}
灵芝 12 g	粉甘草 5 g	黄芩 15 g	土茯苓 15 g
云苓神 15 g^各	炒二芽 30 g^各		

7剂,水煎服,每日一剂。

按:此证属胁痛,给予理气止痛,清热利胆。

慢性乙型肝炎

陆某　女　45岁

右胁不痛,咽痛不著。脉细弦,苔薄白微黄,质淡红。检查:总胆汁酸 27.7 μmol/L,"两对半"(大三阳),ALT 88 U/L,AST 66 U/L,白细胞计数 3.2×10^9/L。

茵陈 15 g	垂盆草 30 g	焦白术 10 g	紫丹参 30 g
焦枳壳 10 g	广郁金 10 g	黄芩 15 g	猪茯苓 15 g^各
蛇舌草 30 g	田基黄 30 g	连翘 10 g	灵芝 15 g
炒二芽 30 g^各			

7 剂,水煎服,每日一剂。

按:此证属胁痛之湿热蕴结,拟法清化解毒,疏肝运中,辅以健脾消食。方中茵陈、垂盆草具有利湿退黄,清热解毒之功效,治疗肝胆系疾病的要药。

复诊:

近总胆红素 21 μmol/L、谷丙转氨酶 58 U/L、TA53.4 U/L,尿时黄,"两对半"(大三阳),右胁偶感板滞,纳食可,脉弦细,苔中根黄腻、质淡红。

拟方:

西茵陈 30 g	左秦艽 15 g	垂盆草 30 g	蛇舌草 30 g
碧玉散 15 g^{包煎}	广郁金 15 g	石见穿 15 g	黄芩 12 g
猪茯苓 15 g^各	炒麦芽 30 g	生黄芪 30 g	赤芍 30 g
连翘 10 g	板蓝根 15 g		

7 剂,水煎服,每日一剂。

按:此证属胁痛之湿热蕴结,治疗以清化解毒,利胆退黄疏肝运中为主。

08　慢性乙型肝炎(脾大)

岑某　男　42 岁

纳食作胀,大便略软,右胁偶隐痛,热辣酸楚,早晨 4 时左右腹胀较著,便后则舒,夜寐实,尿微黄,脉弦细,苔薄白腻、质淡红。

检查:总胆红素 7.6 μmol/L,直接胆红素 1.9 μmol/L,TP76 g/L、A42 g/L,G34 g/L,谷丙转氨酶 21.8 U/L、谷氨酰转肽酶 39 U/L、甲胎蛋白 <20 U/L。

焦白术 10 g	蛇舌草 30 g	菟丝子 12 g	生牡蛎 30 g^{打碎先煎}
广郁金 10 g	焦枳壳 12 g	灵芝 15 g	桑寄生 10 g
八月札 10 g	黄芩 15 g	猪茯苓 15 g^各	枸杞子 15 g
丹参 30 g	仙鹤草 30 g	炒二芽 30 g^各	

7 剂,水煎服,每日一剂。

另:灵芝 200 g,每日 10 g 泡茶服

按:证系湿热疫毒久蕴,肝郁血瘀,脾运不键,气滞中下,法拟清化解毒疏肝和络,行气健脾。

09 慢性乙型肝炎 脾大 轻脾亢 胆囊继发改变轻度牙周炎

施某 男 35 岁

乙肝病毒携带 8 年,"两对半"HBSAg(+),抗 HBCAb(+)。近腰酸右甚,反复五天。两胁无不适,左肋下板滞时或脸浮,大便初硬后溏,近日不泻。脉弦细,苔薄黄腻,质淡红。B 超:慢性肝病,肝内胆管结石0.8 cm,胆囊继发改变,脾大(5.7 cm×16 cm),白细胞计数 3.9×10⁹/L,肝功总胆红素 19.7 μmol/L、直接胆红素 11.8 U/L、谷丙转氨酶 40.4 U/L、谷氨酰转肽酶 43.6 U/L。

广郁金 12 g	田基黄 30 g	紫丹参 30 g	蛇舌草 30 g
炒麦芽 30 g	金钱草 30 g	西茵陈 15 g	连翘 10 g
猪苓 15 g	黄芩 12 g	赤芍 15 g	墨旱莲 12 g
灵芝 10 g			

7 剂,水煎服,每日一剂。

按:证系湿热疫毒久蕴,肝郁血瘀成癥,胆失疏泄,肝血不足。法拟清化解毒,疏肝利胆,化瘀消癥。

慢性乙型肝炎

于某　男

右胁不痛,睡眠、纳食均可,尿时黄,大便可,肝功能正常,脉弦细,苔薄白腻,质尖边红,肝纤维化指标上升,拟方如下:

广郁金 10 g	蛇舌草 30 g	连翘 10 g	肥桃仁 6 g
赤芍 10 g	丹参 30 g	猪苓 15 g	紫苏梗 12 g
净蝉衣 6 g	香谷芽 30 g	荆三棱 10 g	黄芩 10 g
水牛角 15 g	煨葛根 15 g		

7 剂,水煎服,每日一剂。

按:属于胁痛,给予清化解毒,疏肝和络治之。

慢性乙型肝炎胆囊继发改变　慢性胃窦炎

陶某某　女　31 岁

发现乙肝 14 个月,"两对半"(大三阳),经用干扰素 6 月余转为小三阳,肝功能正常,近日口干饮冷,夜寐不实,梦扰纷纭,动则汗出,头晕耳鸣,饮水不多,纳食微胀,时时干呕,得嗳气则舒,尿黄,手足心热,胸闷,月经正常,脉弦细,苔薄白质红嫩紫色。肝功能:总胆红素 14.18 μmol/L、总蛋白 86 U/L、A 48、谷丙转氨酶 201 μmol/L、天门冬氨酸氨基转移酶 27 U/L。

广郁金 10 g	生地 15 g	焦山栀 10 g	水牛角片 20 g
黄芩 15 g	青竹茹 12 g	北沙参 15 g	粉丹皮 10 g
净蝉衣 10 g	熟女贞 15 g	炒二芽 30 g各	麦冬 15 g
炒川楝 10 g	生白芍 15 g	连翘 15 g	焦枳壳 12 g

7 剂,水煎服,每日一剂。

按:证系湿热疫毒久蕴,肝郁化热,阴伤血瘀,心神不宁,肝运不健。法拟清化解毒,养阴疏肝和络,宁心健脾和中。

复诊：

药后大便溏薄，右肋板滞时刺，夜寐不实，纳呆，脉弦细，苔薄白腻、质尖缘偏红紫点。

拟方仿前：

广郁金 10 g	炒山药 30 g	垂盆草 40 g	杭白芍 15 g
北沙参 12 g	煨葛根 15 g	黄芩 15 g	紫丹参 20 g
麦冬 12 g	蛇舌草 20 g	连翘 15 g	丹皮 10 g
水牛角片 20 g	炒麦芽 30 g	炒枣仁 20 g	

7 剂，水煎服，每日一剂。

按：此证属于胁痛，湿热侵袭，致肝失疏泄，肝胃不和，热入营血伤阴，治疗以疏肝健脾，清热养阴为主。

慢性乙型肝炎

张某 男 30 岁

手足心热，右胁不痛，纳食可，夜寐实，尿黄，脉弦细，苔薄白质偏红、尖红。"两对半"：抗 HBC 阳性。肝功能：总胆红素 19.3 μmol/L，直接胆红素 5.4 μmol/L，总蛋白 79.7 g/L，A 46.2 g/L，G 33.5 g/L，谷丙转氨酶 82.4 U/L，谷氨酰转肽酶 99.5 U/L。

茵陈 24 g	垂盆草 40 g	水牛角片 20 g	田基黄 40 g
黄芩 15 g	丹参 30 g	猪苓 15 g	炒白芍 30 g
连翘 15 g	丹皮 10 g	生白芍 15 g	焦山栀 10 g
熟军 10 g			

7 剂，水煎服，每日一剂。

按：此证属于感受湿热之邪，邪毒日久入营血，法拟清化解毒，疏肝凉血活血。

慢性乙型肝炎

袁某 男 56岁

右胁隐痛,肝功能:ALT 48 U/L、GGT 73 U/L,"大三阳",AFP 100 μg/mL。夜寐不实,时感泛恶,大便略软,龈时衄血,脉弦细,苔薄白腻,质略嫩。

广郁金 10 g	重楼 10 g	青竹茹 12 g	青龙齿 30 g 先煎
紫丹参 30 g	黄芩 15 g	云苓神 15 g 各	焦枳壳 12 g
蛇舌草 30 g	连翘 12 g	猪苓 15 g	八月札 10 g
炒延胡 15 g	炒麦芽 30 g	煨葛根 15 g	

7 剂,水煎服,每日一剂。

按:此证属于胁痛,拟法清化解毒降酶,疏肝和中。

慢性乙型肝炎

冯某某 男 42岁

口热皮肤散在隐疹,此起彼伏,热痒较甚,尿时黄,大便5~6天一次,干结难解,夜寐实,眠尚可,纳可,脉弦细数,苔薄白腻、质略嫩缘略碎。拟方:

大生地 15 g	贯众片 15 g	黄芩 15 g	垂盆草 30 g
粉丹皮 10 g	地肤子 15 g	连翘 12 g	蛇舌草 30 g
赤芍 10 g	净蝉衣 10 g	生军 6 g 后入	猪苓 30 g
田基黄 30 g	炒麦芽 30 g		

7 剂,水煎服,每日一剂。

证系热毒蕴结,血热生风,拟清化解毒,凉血活血祛风。

慢性活动性乙型肝炎

仇某　男　40岁

右胁偶或隐痛,尿微黄,纳可,夜寐实,大便正常,脉弦细,苔白腻微黄,质淡红衬紫气。"两对半"(大三阳),HBV(－),DNA:(＋)。

广郁金 10 g	垂盆草 60 g	净蝉衣 10 g	贯众片 15 g
蛇舌草 30 g	黄芩 20 g	粉葛根 30 g	紫丹参 30 g
连翘 15 g	绿升麻 10 g	焦枳壳 10 g	炒麦芽 30 g
猪苓 15 g			

7剂,水煎服,每日一剂。

按:此证属于胁痛,法拟清化解毒,辅以活血止痛。

二诊:

右胁隐痛,尿微黄,胃部可,纳食如常,大便正常,久坐则胃脘微胀,脉弦细,苔薄黄,质紫绛。大三阳,ALT 609 U/L,AST 389 U/L

广郁金 12 g	粉猪苓 15 g	黄芩 20 g	徐长卿 15 g
焦枳壳 15 g	丹参 30 g	连翘 15 g	生山楂 20 g
蛇舌草 30 g	垂盆草 60 g	败酱草 30 g	鱼腥草 30 g
田基黄 40 g	炒二芽 30 g各		

7剂,水煎服,每日一剂。

按:此证属于胁痛,湿热蕴结于肝胆,肝失疏泄,中焦不运,治疗以清化解毒,理气宽中消食为主。

三诊:

经用卡介苗与潘生丁后由于免疫亢进与肝功损害,自觉尿黄,大便正常,口热,纳食可,质偏红,尖缘紫点,苔薄白,脉弦细。入院肝功:总胆红素 46.4 g/L,直接胆红素 11.2 μmol/L,TP 91.6 g/L、A 42.8 g/L、G 48.8 g/L,谷丙转氨酶733 U/L,谷草转氨酶449 U/L

西茵陈 30 g	广郁金 15 g	赤芍 30 g	连翘 15 g
焦山楂 10 g	田基黄 40 g	垂盆草 60 g	败酱草 30 g
生大黄 10 g后下	丹参 30 g	淡黄芩 20 g	贯众片 15 g
水牛角 20 g	炒麦芽 30 g		

7剂,水煎服,每日一剂。

另:垂盆草500 g,每日20 g泡服;

西茵陈150 g,每日10 g泡服。

按:证系湿热疫毒内蕴,肝胆疏泄不利,法拟清化解毒,疏泄利胆,化瘀降酶。

慢性乙型肝炎

陆某　男　27岁

患者一般情况可,稍有两胁隐痛,尿微黄,夜寐难入睡,早醒,纳食一般,脉弦细,苔白腻微黄,质淡红,拟方仿前,"大三阳",谷丙转氨酶192 U/L。

广郁金12 g	焦白术10 g	焦枳壳10 g	田基黄30 g
垂盆草50 g	茯苓15 g	猪苓15 g	紫丹参30 g
连翘12 g	蛇舌草30 g	青龙齿15 g^{打先}	炒二芽30 g^各
黄芩15 g			

7剂,水煎服,每日一剂。

按:此证属于胁痛,肝失疏泄,肝胃不和,治疗以疏肝理气,健脾祛湿,辅以清热、活血。

慢性活动性乙型肝炎少寐

江某　男　33岁

右胁不痛,咽痛,便软,夜可入睡,早醒,烦躁,心悸不著。脉弦细数,苔薄白微黄,质略红,拟方:

细川连6 g	板蓝根10 g	垂盆草30 g	赤芍10 g
连翘12 g	灵磁石30 g^{打先}	粉丹皮10 g	云苓神20 g^各
银花30 g	黄芩15 g	生地15 g	生牡蛎40 g^{先煎}
鲜竹卷心7 g	水牛角30 g	灯芯2 g	

7剂,水煎服,每日一剂。

按:证系湿热内蕴,热扰心神。治疗以清热解毒,宁心安神。

18　慢性活动性乙型肝炎

施某　男　36岁

1991年查"两对半"示"大三阳",近一月来乏力,尿微黄,纳食一般,大便正常,夜寐尚少,龈缘糜烂出血。查谷丙转氨酶 260 U/L。脉弦细,苔薄黄腻,质红。

广郁金 10 g	猪苓 15 g	垂盆草 40 g	熟女贞 15 g
田基黄 30 g	贯众片 15 g	黄芩 15 g	生白芍 15 g
粉丹皮 10 g	连翘 15 g	丹参 20 g	炒麦芽 30 g
蛇舌草 30 g			

7剂,水煎服,每日一剂。

按:证系湿热疫毒内蕴,肝脾血瘀,拟清化解毒,疏肝通络,辅以健脾。

19　慢性活动性乙型肝炎

吴某　女　30岁

1月来乏力肢楚,纳少胃胀,尿黄,两胁板滞,至余东医院检查。"两对半"示为"大三阳",肝功:ALT 130 U/L,B超:肝胆脾(一),已输液半月。脉弦细,苔薄黄腻,质淡红。

广郁金 10 g	黄芩 15 g	蛇舌草 30 g	焦六曲 15 g
连翘 12 g	猪苓 15 g	炒二芽 30 g各	垂盆草 40 g
云苓 15 g	八月札 10 g	焦枳壳 10 g	丹参 30 g

7剂,水煎服,每日一剂。

按:证系湿热疫毒留连,肝郁脾弱,治拟清化解毒,疏肝运中为治疗原则。

20 慢性活动性乙型肝炎

于某 男 41岁

右胁板滞,纳胀,龈时有出血,纳食微胀,尿微黄,无泛恶,夜寐不熟,梦扰,脉弦细,苔薄白腻,质偏红紫。肝功:TTT9 U/L,谷丙转氨酶136 U/L,谷氨酰转肽酶56.9 U/L。

广郁金 10 g	黄芩 15 g	蛇舌草 30 g	焦枳壳 12 g
丹参 30 g	连翘 15 g	猪苓 15 g	水牛角 20 g
垂盆草 50 g	野菊花 15 g	净蝉衣 10 g	炒二芽 30 g^各
鲜茅根 30 g	云苓神 15 g^各		

7剂,水煎服,每日一剂。

另:垂盆草1 000 g,每日40 g煎汤服。

按:证系湿热疫毒留连,肝郁血瘀脾弱,治拟清化解毒,疏肝运脾降酶。

21 胆囊炎 胆囊结石

茅某 女 69岁

初诊:患者诉右胁痛,寒热往来,口苦,大便间日一行,时有右肩酸痛,头昏且胀。脉弦细,苔薄黄腻,质略红。

检查:肝胆胰脾彩超(1999-5-5):胆囊7.4 cm×3.6 cm,后壁回声欠佳,壁毛,胆囊结石2.4 cm×1.9 cm。

证系湿热蕴胆成石,疏泄不利,肠腑传导不利。法拟清化利胆,化石排石,通腑泄热,予大柴胡汤合胆道排石汤意。

软柴胡 10 g	黄芩 15 g	广郁金 15 g	青蒿 15 g
海金沙 20 g^{后入}	赤芍 10 g	姜半夏 10 g	金钱草 50 g
银花 30 g	连翘 15 g	炒枳实 10 g	生大黄 10 g^{后下}
虎杖 20 g	玄明粉 10 g^{冲入}		

7剂,水煎服,每日一剂。

按:肝居胁下,经脉布于两胁,胆附于肝,其脉亦循胁下,故湿热之邪外袭,郁结于少阳,肝胆之气失于疏泄,则发为胁痛;足少阳胆经起于目外眦,循行经肩,故亦有肩部酸痛。外邪由表入里,侵犯少阳,此时正气未虚,与邪气相争于半表半里之间,故成寒热往来之象。湿热之邪,蕴结少阳日久,郁而化热,火热上扰,则发为口苦、头昏胀。大便间日一行,说明病邪已入阳明,化热成实,而脉弦细,苔薄黄腻,质略红,也是湿热之邪侵袭,邪郁少阳阳明之象。故本方以大柴胡汤为主方,取其和解少阳,内泻热结之意。方中柴胡、黄芩和解清热,以除少阳之邪;大黄、枳实、玄明粉行气通腑,以泻阳明热结;本方易白芍为赤芍,意在增强清热活血止痛之力。半夏则可和胃降逆,又加虎杖以清热利湿,青蒿以泻肝胆伏热,诸药合用,标本兼顾。本案患者上腹部彩超示胆囊壁毛糙、胆囊结石,说明湿热之邪蕴结已久,煎熬成石,损伤胆囊,故又加用胆道排石汤以加强利胆排石止痛之效。方中金钱草、海金沙清热利胆排石;郁金苦寒清降,清心排石;又考虑胆囊壁毛,有胆囊炎症,故加银花、连翘以清热解毒消炎。综观整方,可见医者对本案患者病因病机把握得当,用药准确。

复诊:

药后得泻,日三次左右,仍有腹痛,发热,右肩酸,头不昏,耳鸣且胀,脉弦细,苔薄黄腻,质淡红。

证系湿热蕴胆成石,疏泄不利。法治拟清化利胆排石。予胆道排石汤意。

广郁金 12 g	鸡内金 12 g	海金沙 20 g 包入	灵磁石 30 g 打先
炒延胡 15 g	金钱草 40 g	威灵仙 15 g	银花 20 g
甘菊花 12 g	黄芩 12 g	鸡骨草 30 g	连翘 10 g
炒麦芽 30 g			

7剂,水煎服,每日一剂。

按:患者药后得泻,日三次左右,说明肠腑已通,故于原方中去枳实、生大黄及玄明粉等通腑泄热之药。患者无寒热往来,头昏止,说明邪已非伏于半表半里之间,故于原方中去柴胡等和解少阳之品。现患者仍有腹痛、发热、右肩酸痛,考虑仍为湿热之邪蕴结肝胆所致,因足少阳经循耳后,故患者有耳鸣且胀感,如《素问》言:"三日少阳受之,少阳主胆,其脉循胁络于耳,故胸胁痛而耳聋"。治疗仍以清化利胆排石为主,并于原方中加鸡内金以增强化石之力,甘菊花、鸡骨草以增强清热解毒之效。患者仍感明显腹痛,故以延胡索、威灵仙及炒麦芽行气通络止痛;再以灵磁石聪耳明目,全方顾及患者诸症,故疗效甚佳。

22 胁 痛

石某 女 44岁

药后大便不泻,眼不黄,泛恶时作,不发热,乏力肢楚。述方:

广郁金 12 g	海金沙 20 g^{包煎}	威灵仙 15 g	西茵陈 15 g
炒二芽 30 g^各	金钱草 40 g	虎杖 20 g	黄芩 10 g
紫丹参 30 g	焦枳壳 15 g	炙鸡金 15 g	银花 24 g
连翘 10 g	青竹茹 10 g		

7剂,水煎服,每日一剂。

按:湿热困遏脾胃,中焦气机不畅,故患者泛恶时作。湿邪黏腻困重,故患者乏力肢楚。方中重用金钱草以渗利湿热、利胆排石,配合炙鸡内金、海金沙加强排石之力;茵陈、黄芩、虎杖则可清热利湿;郁金既能行气解郁,又能利胆退黄;而枳壳可通滞消积,使湿热从大便而去。威灵仙一药,《本草正义》谓之:"以走窜消克为能事",可知其有通利之效,通则不痛,故用威灵仙,可缓解患者胁痛。因患者有胆囊炎,故以银花、连翘清热解毒消炎,紫丹参活血化瘀,患者泛恶时作,故以麦芽、谷芽消食开胃,竹茹降逆止呕。

23 慢性胆囊炎,胆囊多发结石,脾大

胡某 女 42岁

患者诉近日右胁板滞作痛,伴胸闷,左胁不痛,平素经前常感胸闷乳胀。脉弦细,苔薄白微黄,质淡红。

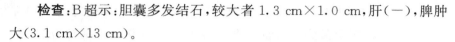

检查：B超示：胆囊多发结石，较大者1.3 cm×1.0 cm，肝（一），脾肿大（3.1 cm×13 cm）。

证属湿热蕴胆成石，肝郁失疏，气血瘀结成癥。治拟清化利胆，化石排石兼疏肝和络，软坚消癥。予胆道排石汤意。

广郁金 15 g	炙鸡金 15 g	虎杖 20 g	焦枳壳 15 g
生牡蛎 30 g^{打先}	金钱草 60 g	黄芩 10 g	威灵仙 30 g
西茵陈 15 g	海金沙 20 g^{包煎}	生大黄 10 g^{后下}	广木香 10 g
丹参 30 g			

7剂，水煎服，每日一剂。

按：《灵枢》言："邪在肝，则两胁中痛……恶血在内。"可知胁痛之病，病在肝胆。本案患者因情志不遂等，导致肝郁失疏，气络阻痹，不通则痛，故有胁痛、胸闷、乳胀。气为血之帅，气机阻滞，则血行亦不畅，气滞血结，既可加重胁痛，又能郁结成癥积，导致脾脏肿大。肝郁乘克脾土，脾失健运，湿热内生，蕴结肝胆，加重胁痛，而长期湿热，又能煎熬胆汁成石，造成胆囊结石。脉弦细，苔薄白微黄，质淡红，也是湿热蕴结、肝郁失疏、气滞血瘀的表现。故本案治以清化利胆，化石排石，兼疏肝和络，软坚散结，方选胆道排石汤加减。方中重用金钱草渗利清热、利胆排石，辅以炙内金、海金沙加强排石之效；茵陈、虎杖、黄芩则可清热利湿；郁金既能行气解郁，又能利胆退黄；而枳壳、大黄、木香则可通滞消积，使湿热从大便而去。以本方为主方，清热利湿排石，又疏肝行气，是"治病求本"之意。患者又有气血郁结导致脾大的癥积之症，故以丹参活血祛瘀，威灵仙、生牡蛎软坚散结。综观全方，标本兼顾，药简力专，实为良方。

24 慢性胆囊炎、肾炎、脾大

顾某　男　45岁

患者右胁下隐痛，背寒，纳食不旺，脉弦细，苔薄白腻，质淡红。证属湿热蕴胆。治拟清化利胆和中。

广郁金 12 g	焦枳壳 12 g	苏梗 10 g	紫丹参 30 g
炒麦芽 30 g	金钱草 30 g	银花 30 g	川连 4 g
西茵陈 15 g	黄芩 12 g	连翘 15 g	炒延胡 15 g
蒲公英 20 g			

7 剂,水煎服,每日一剂。

按:暑季易外感湿热之邪,蕴结肝胆,或嗜食肥甘厚味之品,损伤脾胃,脾失健运,湿热内生,内外湿热相合,肝胆疏泄失常,不通则痛,发为胁痛。如《证治汇补》云:"胁痛,至于湿热郁火,劳逸房色而病者,间亦有之。"湿热复又困遏脾胃,导致纳差。故治疗以清化利胆为主,兼以和中。方中用金钱草、广郁金、茵陈清热利湿;黄芩、川连清中焦湿热,理气和中,配合麦芽消食开胃,可改善纳差症状。患者胁痛、背寒,故以枳壳、苏梗、延胡索理气止痛,再以银花、连翘、蒲公英清热解毒,改善症状。又考虑患者慢性胆囊炎,病程日久,肝气不疏,血行不畅,故以紫丹参活血化瘀。全方标本兼顾,配伍合宜。

慢性胆囊炎 胆囊多发结石 冠心病 糖尿病

秦某　女　75 岁

患者诉右胁板痛,大便软而不畅,心悸,胸闷,心前区不痛。脉弦细,苔白腻微黄,质淡红。

检查:B超:胆囊炎,胆囊多发结石,较大 0.8 cm×0.6 cm,1.6 cm×0.9 cm。

证系湿热蕴胆成石,疏泄不利。法拟清化疏利,化石排石,予胆道排石汤意。

广郁金 15 g	威灵仙 20 g	虎杖 15 g	连翘 10 g
鸡骨草 30 g	金钱草 30 g	炙鸡金 15 g	西茵陈 15 g
焦枳壳 10 g	灵磁石 30 g^{打先}	海金沙 20 g^{包入}	黄芩 10 g
银花 30 g	丹参 20 g		

7 剂,水煎服,每日一剂。

按：胆囊炎患者多嗜食肥甘厚味之品，损伤脾胃，脾运失常，湿热内生，郁结肝胆，肝胆疏泄失常，故发为胁痛、胸闷。如《景岳全书》云："以饮食劳倦而致胁痛者，此脾胃之所传也。"湿热蕴结肝胆日久，则可煎熬胆汁成石。湿邪黏腻，故患者大便软而不畅。而肥甘之品，又可蕴热化火生痰，痰火扰心，心神不宁，则成心悸之症。舌苔、脉象亦是湿热蕴结，疏泄不利的表现。故治以清化疏利，化石排石。方选胆道排石汤加减。方中重用金钱草以渗利湿热、利胆排石，配合炙内金、海金沙加强排石之力；茵陈、虎杖、黄芩、鸡骨草则可清热利湿；郁金既能行气解郁，又能利胆退黄；而枳壳可通滞消积，使湿热从大便而去。威灵仙一药，《本草正义》谓之："以走窜消克为能事"，可知其有通利之效，通则不痛，故用威灵仙，可缓解患者胁痛；丹参也可活血行气止痛。因患者彩超提示有胆囊炎，故以银花、连翘清热解毒消炎。其又有心悸之症，故以灵磁石重镇安神。本方用药既切中病机要点，又能兼顾患者症状，故效果极佳。

26 慢性胆囊炎　胆囊多发结石　更年期综合征

黄某　女　55岁

右胁下痛，脉弦细，苔薄黄腻，质淡红，拟方利胆排石。

广郁金 15 g	焦枳壳 12 g	六一散 15 g^{包入}	西茵陈 15 g
银花 20 g	连翘 12 g	金钱草 50 g	广木香 10 g
炙鸡金 15 g	生大黄 10 g^{后下}	黄芩 12 g	海金沙 20 g^{包入}
威灵仙 20 g	干芦根 20 g		

7剂，水煎服，每日一剂。

按：方中重用金钱草以渗利湿热、利胆排石，配合炙内金、海金沙加强排石之力；茵陈、黄芩则可清热利湿；郁金既能行气解郁，又能利胆退黄；而枳壳、大黄、木香可通滞消积，使湿热从大便而去。芦根能清热利尿，导热自小便而出。威灵仙一药，《本草正义》谓之："以走窜消克为能事"，可知其有通利之效，通则不痛，故用威灵仙，可缓解患者胁痛。因患者彩超提示有胆囊炎，故以银花、连翘清热解毒消炎。暑季湿热偏盛，故以六一散清暑利湿。

27　胆囊多发结石

方某　女　23岁

右肋痛，胆囊结石，拟胆道排石汤。

广郁金 15 g	炙鸡金 15 g	西茵陈 15 g	干芦根 30 g
海金沙 20 g^{包入}	威灵仙 30 g	广木香 10 g	六一散 15 g^{包入}
金钱草 30 g	虎杖 20 g	焦枳壳 12 g	炒白芍 20 g

7剂，水煎服，每日一剂。

按：方中重用金钱草以渗利湿热、利胆排石，配合炙内金、海金沙加强排石之力；茵陈、虎杖则可清热利湿；郁金既能行气解郁，又能利胆退黄；而枳壳、木香可通滞消积，使湿热从大便而去。芦根能清热利尿，导热自小便而出。白芍柔肝养阴止痛；威灵仙可缓解患者肋痛；暑季湿热偏盛，故以六一散清暑利湿。

28　胁　痛

施某　男　46岁

右上腹疼痛半年。患者自半年前起出现右上腹疼痛，以胀痛为主，伴神疲乏力，纳食减少，食后作胀，大便稀薄，每日 2～3 次，无黏液脓血夹杂，小便调，夜眠一般，口苦。脉弦，苔薄黄腻，质淡红。

病史：HBV 携带者，脂肪肝，脾轻大（3.2 mm×12.7 mm）

柴胡 10 g	泽泻 30 g	猪茯苓 15 g^各	生牡蛎 30 g^{打先}
广皮 6 g	广郁金 12 g	生山楂 20 g	虎杖 20 g
炒麦芽 30 g	藿佩梗 10 g^各	丹参 30 g	蛇舌草 30 g
熟军 6 g	白蔻仁 3 g^{后入}		

7剂，水煎服，每日一剂。

按：本案湿热蕴结肝经，肝络失和，肝失疏泄，发为胁痛、口苦；湿热中阻，困阻脾胃，升降失常，则饮食减少；中阳健运失常，故倦怠乏力，大便溏薄。清热疏肝理气的同时，加以健脾化湿。

脂肪肝

施某　男　58 岁

右上腹不适 2 年。两年来间断出现右肋板滞,形胖伴头昏乏力,尿黄,无尿多,饥渴不著。脉弦,苔薄黄腻,质尖边红。

既往有"脂肪肝、高血压、高脂血症"病史。

辅助检查:谷丙转氨酶 45　U/L,血糖 6.59　mmol/L,胆固醇 5.2 mmol/L,甘油三酯 2.22 mmol/L,B 超脂肪肝,测血压 140/103 mmHg(已服降压药)。

柴胡 10 g	泽泻 30 g	决明子 15 g	明天麻 10 g
广郁金 15 g	玉竹 30 g	甘菊花 15 g	桑寄生 15 g
虎杖 20 g	生山楂 20 g	连翘 12 g	葛根 20 g
丹参 20 g	炒麦芽 30 g		

7 剂,水煎服,每日一剂。

按:本案属胁痛。证系痰浊淤血蕴肝,肝阳偏亢,法拟疏肝化痰泄浊散瘀,兼以平肝。

脂肪肝

陆某　女　59 岁

上月初食物中毒后出现恶心呕吐,腹痛腹泻,经治疗后好转。近期发现唇色偏紫,右肋板滞,纳食微胀,不易消化,乏力,大便正常,夜寐不实。脉弦细,苔薄黄腻,质淡红。既往有高血压病史。查体:血压 145/95 mmHg、脉搏 94 次/分。

辅助检查:"两对半"(一);肝功:谷草转氨酶 35 U/L,谷丙转氨酶 124 U/L;B 超:脂肪肝;心电图:左室电压低。

软柴胡 10 g	虎杖 20 g	炒麦芽 30 g	连翘 15 g
郁金 10 g	生山楂 20 g	垂盆草 40 g	甘菊花 15 g
紫丹参 30 g	黄精 30 g	黄芩 15 g	明天麻 10 g
西茵陈 15 g	泽泻 30 g		

7 剂,水煎服,每日一剂。

按:证系痰湿蕴肝,疏泄不利,拟化痰祛湿,疏肝和络,降酶柔肝。

31　脂肪肝

沈某某　男　47 岁

间断右胁胀痛 3 年。患者平素脾气暴躁易怒,形胖、嗜酒。近三年来间断出现右胁胀痛不适,伴口苦,乏力,大便正常。脉弦,苔薄黄腻,质淡红。血压 100/80 mmHg。B超示脂肪肝。法拟疏肝降脂。

软柴胡 10 g	泽泻 30 g	生山楂 20 g	炒麦芽 30 g
干荷叶 20 g	广郁金 15 g	决明子 15 g	玉竹 30 g
粉葛根 20 g	虎杖 20 g	生白术 30 g	桑白皮 20 g
漂海藻 15 g			

7 剂,水煎服,每日一剂。

另:决明子 250 g,每日 15 g,泡服;

　　生大黄 100 g,每日 3 g,泡服。

按:现代药理研究,泽泻、山楂、决明子等中药,具有降脂消脂功效。

32　脂肪肝

邱某某　男　44 岁

头不胀痛,纳可,大便近时黄,苔薄白腻,质淡红,脉弦细数。

软柴胡 10 g	生山楂 20 g	垂盆草 40 g	炒麦芽 30 g
广郁金 12 g	虎杖 15 g	连翘 15 g	净蝉衣 6 g
泽泻 30 g	黄芩 15 g	决明子 15 g	生白术 20 g
干荷叶 15 g			

7 剂,水煎服,每日一剂。

按：此方予疏肝理气、清热利湿,并辅以决明子清肝降脂。

33 HBV 携带

施某　男

右胁板滞,脉弦,苔薄白腻,质淡红紫。HBV 携带者,脂肪肝,脾轻大(3.2 cm×12.7 cm)。拟方:

软柴胡 10 g	建泽泻 30 g	猪茯苓 15 g^各	生牡蛎 30 g^{打碎先煎}
广皮 6 g	广郁金 12 g	生山楂 20 g	虎杖 20 g
炒谷麦芽 30 g^各	霍佩梗 10 g^各	紫丹参 30 g	蛇舌草 30 g
熟军 6 g	白蔻仁 3 g^{后下}		

7 剂,水煎服,每日一剂。

按：此证属于胁痛,治疗以疏肝理气止痛,健脾利湿为主,辅以消食。

34 脂肪肝

徐某　男　45 岁

右胁板结不舒 2 年。患者近 2 年来自觉右上腹板结不舒,伴纳少、嗳气,时而头昏头胀,乏力,下肢清冷,四肢麻木,左半身麻为甚,夜眠可。形胖,脉弦细,苔薄白微黄,质偏嫩红。辅助检查:CHO 6.7 mmol/L,TG3.46 mmol/L,B 超为脂肪肝,脑部 CT(－)。

证系痰湿瘀血蕴结,肝郁失疏。法拟疏肝化痰散瘀。

软柴胡 10 g	广郁金 12 g	黄精 30 g	炒麦芽 30 g
当归 10 g	虎杖 15 g	生山楂 20 g	散红花 10 g
紫丹参 30 g	泽泻 30 g	川牛膝 15 g	

7剂,水煎服,每日一剂。

按:脂肪肝是肝脏代谢性疾病,主要原因见于营养过剩之肥胖,酗酒等。本病病位在肝,痰湿瘀滞是导致脂肪肝的疾病病机,因肝失条达,疏泄不利,脾失健运,湿痰瘀阻互结,痹阻肝脏脉络而形成脂肪肝。

(二十三)郁证

 ## 梅核气

顾某 女 44 岁

喉头似有物梗感,胸闷气短噫气,纳食无障碍,已一月余,头昏,夜少寐,劳则甚,月经正常,带下时多色白,脉弦细,苔薄白腻,质淡白。有贫血史,脾大史。证属肝郁痰凝,气滞血瘀成癥,气虚血少,治宜疏肝化痰,益气养血,参以化痰消癥,方予半夏厚朴汤。

姜半夏 15 g	苏梗叶 10 g	玫瑰花 6 g	生牡蛎 30 g^{打先}
制川朴 6 g	佛手花 6 g	当归 10 g	灵芝 10 g
玄参 15 g	绿梅花 6 g	制首乌 15 g	香谷芽 30 g
开心果 10 g			

7剂,水煎服,每日一剂。

按:作为以情志失调为主要致病因素的临床疾患,梅核气在治疗上不可忽视情志的调畅。心是七情发生的主宰和先导,肝是七情调畅的保障,脾胃是七情平衡的枢纽,肺是情志活动之辅,而肾是七情发生的根本。要立足于肝,多脏同调。

更年期综合征，梅核气，哮喘

黄某　女　53 岁

全子宫切除术后四月余，身热烦躁，胸闷汗出，情怀失畅，喉头物梗感，心悸，夜寐尚可，左半身不遂，呼吸气短，得太息则舒，咽干咳嗽不甚，脉弦细数，苔薄白腻质淡红。证属肝郁痰凝，肾虚二阳上亢，痰浊宿根内伏。治宜疏肝理气，化痰散结，益肾潜阳，养心化痰安神。

法半夏 10 g	苏梗 10 g	佛手花 6 g	生牡蛎 30 g 打先
制川朴 6 g	路路通 10 g	绿萼梅 6 g	正光杏 10 g
云茯苓 15 g	开心果 10 g	干地龙 15 g	佛耳草 15 g
肥知母 10 g			

7 剂，水煎服，每日一剂。

另：代代花 3 g　绿梅花 3 g　佛手花 3 g　泡茶饮

按：本病虽然一般预后良好，但是必须重视情志调护，避免精神刺激，防其病情反复波动，迁延难愈。

（二十四）失眠

少寐，肠功能紊乱

何某某　女　49 岁

头响耳鸣，口干少寐，大便变细，解而不畅，一日三四次，时有便意，后重不畅，月经已绝四年，纳食尚可，大便无黏冻。脉细，苔薄白腻，质淡红。证属心肾两虚，脾运不健，治宜调益心脾、宁心安神。

云苓神 20 g 各	青龙齿 30 g 打先	玉桔梗 3 g	炒扁豆 12 g
炙甘草 6 g	炒枣仁 30 g	焦白术 10 g	夜交藤 5 g
灵磁石 30 g 打先	焦枳壳 12 g	炒山药 30 g	归身 10 g
香谷芽 30 g			

7 剂，水煎服，每日一剂。

失眠（心血不足，心火扰神）

龚某　女　29岁

心悸少寐，梦扰便干，得之于六年前生产后，纳食可，无胸闷。脉细，苔薄白，舌尖红。证属心血不足，心火偏亢，心神失养。法拟养血清心，宁心安神，予以润肠。

柏枣仁 10 g^各,打先	青龙齿 30 g^打先	丹参 15 g	生地 15 g
云茯神 20 g	夜交藤 50 g	麦冬 12 g	淡竹叶 10 g
炙甘草 6 g	细川连 4 g	生牡蛎 30 g^打先	肥知母 10 g
灯芯 2 g	杭菊 15 g	焦山栀 10 g	

7 剂，水煎服，每日一剂。

少　寐

李某某　男　23岁

20 天前受惊后，夜寐不实，头胀头昏记忆力减，纳食可。曾在重庆市沙坪坝区入院 TCD 检查示：右椎动脉轻度供血不足。脉细，苔薄白腻，质淡红。BP120/80 mmHg，P 72 次/分。

证系肝郁痰阻，心神失宁，法拟疏肝化痰，养心和络，予柴龙牡合温胆汤意。

软柴胡 6 g	生牡蛎 40 g^打先	炙甘草 10 g	灵磁石 30 g^打,先
杭白芍 10 g	法半夏 10 g	石菖蒲 6 g	淮小麦 30 g
柏子仁 10 g	酸枣仁 30 g^炒,打	青龙齿 30 g^打,先	化橘红 8 g
云茯神 24 g	大枣 20 g	夜交藤 50 g	丹参 20 g

7 剂，水煎服，每日一剂。

复诊：

药后可眠，心悸烦乱，烦躁则头昏且响，妄想，拟方：

云苓神 20 g^各	生牡蛎 40 g^{打,先}	灵磁石 30 g^{打,先}	丹参 30 g
炙甘草 10 g	淮小麦 30 g	柏子仁 10 g	酸枣仁 30 g^{炒,打}
合欢皮 30 g	青龙齿 30 g^{打,先}	大枣 20 g	炙远志 4 g
夜交藤 60 g	甘菊花 10 g	石菖蒲 6 g	

7 剂,水煎服,每日一剂。

少　寐

陈某某　女　59 岁

夜寐不良,前额跳动,口中黏腻,心悸时作。脉细滑,苔白腻,质淡红紫,尖红碎,拟化痰清心,和络安神,予黄连温胆汤意。

姜半夏 10 g	炙甘草 4 g	川连 4 g	散红花 10 g
化橘红 6 g	青竹茹 12 g	紫丹参 30 g	合欢皮 30 g
云茯神 15 g	炒枳壳 10 g	川芎 10 g	夜交藤 60 g
灵磁石 30 g^{打,先}	青龙齿 30 g^{打,先}		

7 剂,水煎服,每日一剂。

二诊:

时或心悸少寐,昨夜通宵失眠,心悸纳食一般,时嘈杂,无嗳气,泛酸,脉细数,苔白腻,质淡紫,拟方:

炒枣仁 30 g^打	当归 10 g	肥桃仁 10 g^打	霍佩叶 10 g^各
水炙远志 5 g	赤芍 10 g	散红花 10 g	砂蔻仁 3 g^{各,后下}
紫丹参 30 g	川芎 1 g	灵磁石 30 g^{打先}	制苍术 10 g
云苓神 20 g^各	夜交藤 60 g		

7 剂,水煎服,每日一剂。

三诊:

夜寐时或不实,胸闷时或心前区刺痛,气短,太息,纳食可,脉细濡,质淡紫气,拟方:

姜半夏 10 g	炙甘草 4 g	薤白头 12 g	降香片 10 g
化橘红 10 g	制南星 6 g	丹参 30 g	正川芎 10 g
云苓神 20 g^各	炒蒌皮 6 g	散红花 10 g	灵磁石 30 g^打,先
炙远志 5 g	肥桃仁 10 g^打	嫩钩藤 20 g^后下	炒枣仁 30 g^打

7 剂,水煎服,每日一剂。

按:不寐的病因虽多,但其病理变化,总属阳盛阴衰,阴阳失交,一为阴虚不能纳阳,一为阳盛不得入阴。其病位主要在心,与肝、脾、肾密切相关。

(二十五)头痛

头痛(血管神经性头痛)

鲁某 女 37 岁

反复头痛数年。头痛部位以前额及两颞为主,自觉局部有烘热跳动感,舌质暗红,苔薄白腻,脉弦细涩。查体:BP:125/78 mmHg。

检查:头颅 CT:未见异常。

证系瘀阻脉络,清阳不运。拟理气活血,化瘀止痛。

正川芎 20 g	甘菊花 12 g	香白芷 10 g	炒白芍 30 g
粉葛根 18 g	北细辛 4 g	肥知母 10 g	干地黄 15 g
徐长卿 20 g	失笑散 12 g^包煎	炒延胡索 15 g	灵磁石 30 g^打先
蜈蚣 2 条	淡全虫 5 g	嫩钩藤 18 g^后下	粉甘草 10 g

7 剂,水煎服,每日一剂。

按:患者头痛日久,久病入络,必气滞血瘀,故见舌暗红,脉细涩。按照头痛的部位,参照经络循行,前额归阳明,两颞归少阳,故选用葛根、白芷、知母、川芎引经药。川芎,能行血中之气,祛血中之风,上行头目,为治疗头痛之要药。细辛,具有很好的通窍止痛的作用,临床可用于各种头痛、牙痛、经络关节的疼痛。干地黄,滋阴养血通脉。现代医学认为血管神经性头痛源于头部肌肉紧张收缩,头部呈紧束或压迫样,沉重感、跳痛。多与遗传有关,常由吸烟、酗酒、情绪激动、生活不规律、睡眠不足等多种因素诱发。加用虫类药,可起到搜风通络、解痉止痛的作用。

头痛(偏头痛、血管神经性头痛)

黄某　女　33岁

头痛间作半年。以左颞、前额为著,左颞跳痛,有渐重趋势,月经正常。舌质淡红,舌苔黄厚腻,脉细弦。

检查:BP:120/75 mmHg。头颅CT:未见异常。

证属邪客少阳、阳明之络,脉络失和。拟治以行气活血,通络止痛。拟散偏汤意。

正川芎 20 g	细辛 5 g	粉葛根 18 g	肥知母 10 g
净蝉衣 10 g	炙土元 6 g	蔓荆子 10 g	徐长卿 24 g
炒延胡 15 g	干地龙 15 g	蜈蚣 2 条	香白芷 10 g
炒僵蚕 12 g	失笑散 12 g^{包入}	淡全虫 5 g	嫩钩藤 20 g^{后入}

7剂,水煎服,每日一剂。

按语:散偏汤,出自《辨证录》,原方组成:川芎30 g,白芍15 g,白芥子9 g,香附6 g,郁李仁、柴胡、甘草各3 g,白芷2 g。疏风止痛,主治气郁于内,又外感风邪入侵少阳致半边头痛之症。

头痛(右偏头痛,枕后神经痛)

张某　男　44岁

头痛,以后脑右颞为主,夜寐气短,难入眠。舌淡红,苔薄白,脉细弦。查体:BP:120/80 mmHg。

检查:头颅CT:未见异常。

证系邪入少阳,经络不通。拟平肝和络止痛,以散偏汤意。

正川芎 20 g	蔓荆子 10 g	失笑散 12 g^{包煎}	香白芷 6 g
炒白芍 15 g	徐长卿 24 g	炒僵蚕 12 g	淡全虫 5 g
炙甘草 6 g	川羌活 10 g	细辛 5 g	蜈蚣 2 条

7剂,水煎服,每日一剂。

按:因偏头痛临床常反复发作,经久不愈,故茅老在临床化裁使用"散偏汤"时,多加入僵蚕、全虫、蜈蚣等虫类药以解痉止痛,以及失笑散、徐长卿等加强活血化瘀止痛之效。

 ### 头痛(前额痛)

韩某 女 43岁

头痛反复发作半年。前额两颞热胀作痛,时或鼻塞流涕。春节前感冒鼻鸣,之后反复发作,近鼻塞不著,前额,两颞作痛,口干不甚。舌质偏红,苔白腻,脉细数。查体:BP:125/70 mmHg。

检查:头颅CT:未见异常。(副)鼻窦CT:额窦炎。证属外感风寒久蕴化热,肺窍失养,阳明少阳脉络失和。法拟清泄少阳阳明,和络止痛。予苍耳散、川芎茶调散加减。

苍耳子10 g	苏薄荷3 g^{后入}	肥知母10 g	正川芎20 g
鹅不食草5 g	辛夷花6 g	北细辛5 g	玉桔梗4 g
蔓荆子12 g	淡全虫5 g	粉葛根18 g	生甘草6 g
黄芩10 g	香白芷10 g		

7剂,水煎服,每日一剂。

复诊:

头痛经年不愈,前方药后痛减,前额仍胀,项强,涕已少,口不干。舌质淡红,苔白,脉细。

证系感风寒,阳明少阳脉络失和。拟清泄少阳阳明,和络止痛,予苍耳子散。

苍耳子10 g	苏薄荷3 g^{后入}	肥知母10 g	鱼腥草30 g
正川芎20 g	辛夷花6 g	北细辛4 g	天花粉12 g
鹅不食草5 g	全虫5 g	香白芷10 g	粉葛根20 g
黄芩12 g	生甘草6 g		

7剂,水煎服,每日一剂。

按:苍耳散组方:苍耳子、辛夷、白芷、薄荷,主治风热鼻渊。川芎茶调散组方:川芎、白芷、羌活、细辛、防风、荆芥、薄荷、甘草,主治外感风邪所致的头痛。鹅不食草,有散寒止痛,祛风通窍,止咳,抗病毒的功效。

05 头痛(前额痛)

张某　女　66岁

感冒后前额部头痛时作时止,牵引两侧头部,痛甚头重,无恶风。舌质淡红,苔白腻,脉弦细。

检查:BP:150/50 mmHg。头颅CT:未见异常。

证系邪犯阳明少阳,脑络失和。拟祛风和络止痛。予川芎茶调散加减。

正川芎 20 g	香白芷 10 g	炒延胡 15 g	焙蜈蚣 2 条
蔓荆子 10 g	肥知母 10 g	失笑散 12 g^{包入}	淡全虫 5 g
北细辛 5 g	徐长卿 20 g	粉葛根 15 g	荆芥穗 10 g

7剂,水煎服,每日一剂。

按:剖析茅老对头痛病临床辨证的组方思路:首先需要辨清头痛的病因是外感,还是内伤,然后再针对头痛的主要部位,按照经络循行选用不同的引经药,发挥疗效。本病因由感冒而发,头痛头重,苔白,说明是外感风寒引起,所以选用以"川芎茶调散"为基本底方,然后根据头痛部位在前额(阳明),选用葛根、白芷、知母;在两侧头部(太阳),选用蔓荆子。最后加入了延胡索、徐长卿、失笑散、虫类药,理气止痛、散瘀解痉。

06 头痛(前额痛,轻度贫血)

施某　女　52岁

前额昏胀且痛,自觉头部有热胀甚,腹痛,胸闷,心悸,气短,心前区不痛,夜寐实,纳可,舌质淡红,苔薄白腻,脉细。月经已绝四年,有贫血史。查体:BP:120/80 mmHg。

检查:血常规:红细胞计数 $3.0×10^{12}/L$,血红蛋白 95 g/L。

证属血虚内热,脉络失和,心神失宁。拟治宜养血活血,祛风止痛,参以宁心安神。

正川芎 15 g	徐长卿 20 g	失笑散 12 g^{包入}	广郁金 10 g
苏薄荷 3 g^{后入}	蔓荆子 12 g	香白芷 10 g	云茯神 20 g
炒延胡 15 g	肥知母 10 g	灵磁石 20 g^{打先}	嫩勾藤 15 g^{后入}

7 剂,水煎服,每日一剂。

按:本病患者主诉症状较多,头昏头痛、腹痛、心悸、胸闷、气短,貌似互不相关,但追究根本实是因为阴血不足,血虚肝郁,故本方川芎为主药行气活血,佐以疏肝理气、止痛安神之品。

(二十六)脑血管病

脑血管痉挛

尹某某　男　46 岁

突然右半身不遂,头昏,面向左歪。经查血压 186/100 mmHg。脑CT 正常,肾功能正常,二便可。服用降压药后,血压有所改善。脉弦细,舌苔黄腻,质偏红,血压 138/98 mmHg。

证系肝阳上亢挟痰上犯,拟平肝息风和络,予天麻钩藤饮意。

明天麻 15 g	甘菊花 15 g	干地龙 15 g	白蒺藜 18 g
嫩钩藤 20 g^{后下}	粉葛根 24 g	炒车前 15 g^{后下}	桑寄生 20 g
生石决 30 g^{先煎}	丹参 30 g	炒僵蚕 10 g	炒杜仲 15 g
川芎 10 g			

7 剂,水煎服,每日一剂。

复诊:

药后头昏不著,口角左歪,时感头胀,脉弦细,舌苔薄黄,质偏红。血压 135/95 mmHg。

明天麻 15 g	广地龙 15 g	黄芩 15 g	川芎 10 g
嫩钩藤 20 g^{后下}	夏枯草 15 g	紫丹参 30 g	桑寄生 20 g
生石决 30 g^{先煎}	炒杜仲 15 g	炒车前 15 g^{包入}	粉丹皮 10 g
焦山栀 10 g			

7 剂,水煎服,每日一剂。

按:方论选录胡光慈《中医内科杂病证治新义》:"本方为平肝降逆之剂。以天麻、钩藤、生决明平肝祛风降逆为主,辅以清降之山栀、黄芩,活血之牛膝,滋补肝肾之桑寄生、杜仲等,滋肾平肝之逆;并辅以夜交藤、砩茯神以镇静安神,缓其失眠,故为用于肝厥头痛、眩晕、失眠之良剂。"

02 左侧基底节小腔梗

孙某 男 52 岁

头痛伴后枕部为著,时有言语謇塞,脑 CT:左侧基底节小腔梗,左侧后侧筛窦良性占位(提示筛窦囊肿),舌苔底白质红脉弦,拟补阳还五意。

当归 10 g	桃仁 10 g	黄芪 30 g	嫩钩藤 20 g^{后下}
苍耳子 10 g	赤芍 15 g	红花 10 g	干地龙 12 g
炙地鳖虫 6 g	川芎 10 g	葛根 20 g	丹参 30 g
甘菊花 12 g	炒僵蚕 10 g		

7 剂,水煎服,每日一剂。

二诊:

药后语謇好转,乏力尚可,纳食可苔薄白,脉弦细,拟方仿前,补阳还五意:

当归 15 g	肥桃仁 10 g	广地龙 15 g	葛根 20 g
川芎 10 g	红花 10 g	丹参 30 g	嫩钩藤 20 g^{后入}
赤芍 10 g	黄芪 30 g	甘菊花 12 g	水蛭 8 g
苍耳子 10 g	炒僵蚕 10 g		

7 剂,水煎服,每日一剂。

三诊：

头昏足轻，后脑部胀痛（偏右），鼻塞不著，咳嗽痰黏，咯之不爽。脉弦细，舌苔白，质偏红，血压145/75 mmHg。

当归 10 g	肥桃仁 10 g	黄芪 30 g	嫩钩藤 20 g^{后下}
赤芍 10 g	藏红花 10 g	甘菊花 12 g	水蛭 8 g
川芎 10 g	广地龙 15 g	葛根 18 g	丹参 30 g
丹皮 10 g	苍耳子 10 g	炒二芽 30 g^各	

7剂，水煎服，每日一剂。

按：方论选录张锡纯《医学衷中参西录》上册："至清中叶王勋臣出，对于此证，专以气虚立论，谓人之元气，全体原十分，有时损去五分，所余五分，虽不能充体，犹可支持全身。而气虚者，经络必虚，有时气从经络处透过，并于一边，彼无气之边，即成偏枯。爰立补阳还五汤，方中重用黄芪四两，以峻补气分，此即东垣主气之说也。然王氏书中全未言脉象何如，若遇脉之虚而无力者，用其方原可见效；若其脉象实而有力，其人脑中多患充血，而复用黄芪之温而升补者，以助其血愈上行，必至凶危立见，此固不可不慎也"。

（二十七）眩晕

眩晕（梅尼埃病）

高某　女　53岁

头晕耳鸣，泛恶，痰黏2天，纳食可，脉细，拟方：

姜半夏 15 g	灵磁石 30 g^{先煎}	苏梗 10 g	生赭石 30 g^{先煎}
广皮 8 g	炒车前 15 g^{包煎}	焦白术 15 g	猪茯苓 15 g^各
泽泻 30 g	沉香曲 10 g		

7剂，水煎服，每日一剂。

复诊：

头晕目眩泛恶 呕吐痰涎，耳鸣，口干不欲饮，胸闷气短，纳少不寐脉滑细,苔微腻,质淡红。证系痰浊中阻、清浊升降失司、脾胃失和、心脉痹阻,治拟化痰泄浊、调和脾胃,兼以宣痹。

姜半夏 15 g	焦白术 15 g	炒车前 15 g^{包}	制南星 6 g
广皮 8 g	泽泻 30 g	沉香曲 10 g	浙贝母 4 g
猪茯苓 20 g^{各}	礞石 30 g^{先煎}	苏梗叶 10 g	粉葛根 20 g
苏梗 10 g	泽兰叶 30 g	炒谷芽 30 g	

7 剂,水煎服,每日一剂。

按:痰浊蒙蔽清阳,清阳不升,则眩晕头重如蒙;痰浊中阻,浊阴不降,气机不利,故胸闷恶心;脾阳不振,则少食多寐;苔白腻,脉濡滑均为痰浊内蕴所致。

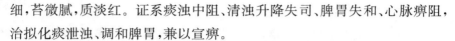

眩晕(梅尼埃综合征)

顾某　女　50 岁

突发头晕目眩 5 天。头晕耳鸣,泛恶欲吐,动则加剧,食少多寐。舌质淡白,苔厚腻,脉滑细。查体:血压 105/60 mmHg,眼球水平震颤(+)。

辅检:血常规:正常。头颅 CT:未见异常。此系痰浊中阻,清浊升降失司,而发眩晕。法拟化痰泄浊。予半夏白术天麻汤加减。

姜半夏 15 g	陈皮 6 g	灵磁石 30 g^{打,先}	甘菊花 12 g
炒白术 20 g	猪云苓 20 g^{各}	生赭石 20 g^{先煎}	苏梗 10 g
天麻 12 g	泽泻 40 g	炒车前 15 g^{包煎}	沉香曲 10 g

7 剂,水煎服,每日一剂。

按语:半夏白术天麻汤,为二陈汤加天麻、白术组方而成。二陈汤燥湿祛痰,天麻息风止眩,而脾为生痰之源,加白术健脾和胃,从源头上去除痰湿之患,全方共凑化痰浊、止眩晕之功效。方中加磁石、代赭石,意在重镇降逆;重用泽泻,加车前草,加强利水渗湿,使痰湿之邪由下而出,从而浊阴下降,清阳得以舒展,眩晕可平。晕可平口服液含有夏枯草、半夏、车前草,药理研究有增加服部循环供血,降低血液黏度,对周围性眩晕有效。

眩晕（梅尼埃综合征）

仇某　女　36岁

昨晨起头眩晕，泛恶耳鸣，动则为甚，月经正常，脉滑细，舌质细腻，质淡红，BP：115/75 mmHg。证属痰湿中阻，清浊升降失司。治以化痰泄浊，升清降浊，予半夏白术天麻汤。

姜半夏 12 g	泽泻 30 g	灵磁石 30 g^{先煎}	甘菊花 10 g
焦白术 15 g	广皮 6 g	炒车前 15 g^{包煎}	生赭石 15 g^打
明天麻 12 g	茯苓 15 g		

7 剂，水煎服，每日一剂。

按语：李东垣在《脾胃论》中说："足太阴痰厥头痛，非半夏不能疗；眼黑头眩，风虚内作，非天麻不能除"，故以两味为君药。以白术、茯苓为臣，健脾祛湿，能治生痰之源。佐以橘红理气化痰，脾气顺则痰消。使以甘草和中调药；煎加姜、枣调和脾胃，生姜兼制半夏之毒。

眩晕（高血压）

管某　女　59岁

头晕项强，手指发麻，前日跌扑时后脑着地，头晕加重，自服复方降压片缓解。脉细，苔薄白微黄，质略嫩。有高血压、颈椎增生史。BP：135/85 mmHg，血脂正常。

证系肝阳上亢，治拟平肝潜阳，方选天麻钩藤饮。

甘菊花 10 g	正川芎 10 g	生槐花 15 g	威灵仙 15 g
玉竹 30 g	明天麻 10 g	嫩钩藤 18 g^{后下}	泽泻 30 g
决明子 15 g	生石决 30 g^{打先}	粉葛根 15 g	生山楂 20 g
炒麦芽 30 g			

7 剂，水煎服，每日一剂。

按：本方证由肝肾不足，肝阳偏亢，生风化热所致。肝阳偏亢，风阳上扰，故头痛、眩晕；肝阳有余，化热扰心，故心神不安、失眠多梦等。证属本虚标实,而以标实为主,治以平肝息风为主,佐以清热安神、补益肝肾之法。方中天麻、钩藤平肝息风,为君药。石决明咸寒质重,功能平肝潜阳,并能除热明目,与君药合用,加强平肝息风之力;川牛膝引血下行,并能活血利水,共为臣药。杜仲、寄生补益肝肾以治本;栀子、黄芩清肝降火,以折其亢阳;益母草合川牛膝活血利水,有利于平降肝阳;夜交藤、朱茯神宁心安神,均为佐药。

05 眩晕、痹病(高血压病、风湿病)

张某　男　62 岁

头昏目糊半月余,两下肢水肿,以傍晚为甚,食少不香,干饭难以下咽,可进流质,双腿牵强 2 月,言语可,二便正常。舌质红,略紫,舌苔薄黄腻,脉弦细。既往有关节疼痛史,服地塞米松片、氯芬那酸(抗风湿灵)治疗三年。

检查:BP:165/80 mmHg。头颅 CT:未见异常。

证系肾虚肝旺,脾胃失和,脾虚不运。法拟温肾下气,健脾和胃。

明天麻 10 g	生石决 20 g打,先	刀豆子 12 g	冬瓜皮 30 g
炒车前 15 g包煎	云苓泻 15 g各	猪苓 15 g	生薏仁 15 g
甘菊花 10 g	青竹茹 10 g	蒲公英 15 g	粉丹皮 10 g
炒二芽 30 g各			

7 剂,水煎服,每日一剂。

按语:刀豆子,甘,温,归胃肾经,温中,下气,止呃,主治虚寒呃逆、呕吐,亦可治肾虚腰痛。《本草纲目》:温中下气,利肠胃,止呃逆,益肾补元。《滇南本草》:治风寒湿气,利肠胃……,能健脾。肾虚眩晕者,常以左归丸、右归丸为主方治之,而临床患者病情常常复杂多样,并非单纯肾虚,本病主要为肾虚水化不利,同时兼有脾虚纳呆之证,故茅老打破常规,根据病情辨证施治,收效甚佳。

眩晕(高血压病)

俞某　男　45岁

反复头昏头晕数年,颈部牵强、语謇一年余。近年来,头昏症状更甚,时常面红目赤,血压控制不佳。舌质偏红、微干,苔薄黄,脉弦。既往有高血压病、中风史。

检查:BP:165/90 mmHg。头颅 CT:两侧基底节区小腔隙;颈椎 X 线片:正常。

证系肝阳化风上犯。法拟平肝息风,和络止痛,予天麻钩藤饮加减。

明天麻 10 g	嫩钩藤 20 g后下	生石决明 30 g打,先	青葙子 10 g
白蒺藜 15 g	灵磁石 30 g打,先	甘菊花 15 g	炒杜仲 15 g
粉葛根 15 g	桑寄生 20 g	黄芩 15 g	生槐花 15 g
正川芎 10 g	炒车前 15 g包煎		

7 剂,水煎服,每日一剂。

按语:天麻钩藤饮重在平肝息风,对肝阳旺盛所致的眩晕、头痛疗效甚佳。菊花、青葙子、槐花,均有清肝泻火的作用。

眩晕(高血压病)

顾某某　女　56岁

头晕头胀,汗出,烦躁,心悸,眼眶及双下肢微肿。舌质淡红,苔白腻,脉弦细。

检查:BP140/80 mmHg。头颅 CT:未见异常。

证系肾虚肝旺。法拟平肝补肾,拟天麻钩藤饮意。

甘菊花 15 g	生石决 30 g打先	干地龙 12 g	黄芩 10 g
夏枯草 15 g	明天麻 12 g	桑寄生 15 g	青葙子 10 g
灵磁石 30 g打先	云苓泻 15 g各	嫩钩藤 20 g后入	炒杜仲 15 g
炒车前 15 g包煎	正川芎 10 g		

7剂,水煎服,每日一剂。

按语:茅老临证使用天麻钩藤饮,常常去栀子,而改用菊花,重在清肝明目;加磁石,取其重镇降逆,遏阳上扰之风阳;车前子,其性趋下,引火热之邪从下而走,可治肝火上炎之目赤肿痛等症;川芎,属肝、胆、心包经,为血中气药,功在活血行气,祛风止痛,临床对各种头痛疗效佳。

08 **眩晕、痹病(高血压、右肩周炎)**

沈某某　男　51岁

反复头昏十年。左肩酸胀较甚,提携则痛,抬举可。时有面红,监测血压为临界高血压状态。舌质淡红,苔薄白腻,脉弦细。

检查:BP140/95 mmHg。头颅:CT 未见异常。

证系肝阳偏亢,脉络失和。法拟平肝舒筋,和络止痛。天麻钩藤饮加减。

明天麻 12 g	生石决 30 g^{打,先}	粉葛根 15 g	泽兰叶 10 g
丝瓜络 15 g	甘菊花 15 g	片姜黄 12 g	徐长卿 20 g
炙地鳖虫 8 g	虎杖 15 g	干桑枝 15 g	落得打 12 g

7剂,水煎服,每日一剂。

按语:丝瓜络、虎杖、桑枝、落得打、豨莶草等藤茎类药物,具有通利关节、通筋活络、止痛消肿等功效。

09 **眩晕、郁证(高血压、梅核气)**

陆某　女　57岁

头晕且胀,目糊面热多眵,心悸时作,胸闷气短,口干苦,咽喉如有物梗,纳眠不佳,小便正常,大便可。绝经四年,情绪急躁。舌质红,苔薄白,中剥,质略红,脉弦细。

检查:BP:140/95 mmHg,P:78 次/分。心电图:窦性心律。头颅CT:未见异常。既往有高血压病史。

证系痰浊肝阳上亢,心神不宁,肝郁脾运不佳。法拟平肝宁心,化痰和中,健运中州。天麻钩藤饮加减。

甘菊花 12 g	泽泻 20 g	珍珠母 30 g打,先	云茯神 20 g
炒麦芽 30 g	明天麻 12 g	生石决明 30 g打,先	生山楂 20 g
丹参 20 g	粉葛根 18 g	嫩钩藤 18 g后下	灵磁石 20 g打,先
玉竹 30 g	干地黄 12 g	川厚朴 6 g	紫苏梗 10 g

7剂,水煎服,每日一剂。

按语:绝经期前后的女性多肝肾不足,阴虚阳亢,此时在平肝潜阳、清肝泻火的同时,加用玉竹、干地黄、葛根滋阴之品,以平衡阴阳。

眩　晕

姜某　女　50岁

前额颠顶昏胀不适,目糊,时或身热汗出,月经已绝四年,形体肥胖,舌质胖淡紫,苔薄白腻,脉弦细。证属肾虚肝旺,阴不敛津。予杞菊地黄丸加减。

甘菊 12 g	杞 15 g	怀山药 30 g	生牡蛎 30 g打,先
冬桑叶 10 g	生地 15 g	粉丹皮 10 g	杭白芍 15 g
生山楂 20 g	蒸萸肉 12 g	云苓泻 15 g各	炒麦芽 30 g
稽豆衣 12 g			

7剂,水煎服,每日一剂。

按语:稽豆衣,为黑大豆的种皮,归肝、肾经,具有滋阴养血,平肝益肾的作用,用于肝血不足,血虚肝旺,或阴虚阳亢所致的头痛眩晕,以及阴虚潮热盗汗等。女子以肝为先天,绝经前后女性,天癸水竭,肝血(肾)不足,阴(血)虚阳亢,常表现有潮热汗出、情绪易激、失眠、腰酸乏力,视物模糊,双目干涩或干痒等。本病患者在此基础上,还合并有脾虚湿盛。

眩晕、胁痛、痰浊（椎基底动脉供血不足、慢性胆囊炎、血脂偏高）

单某 女 57 岁

头晕胀痛十余天，无泛恶，耳不鸣。今日起左脸颊发麻，左侧头部轻痛，左肋下隐痛。质尖边偏红，苔薄白，脉细弦。

检查：BP140/78 mmHg，两内眦部黄色瘤。胆固醇 6.0 mmol/L，甘油三酯 1.72 mmol/L。颈椎片：颈 2 至颈 6 椎骨骨刺，颈椎退行性变。

证系肾虚骨弱，脉络失和，脑失所养，湿热蕴胆。法拟益肾壮骨，和络荣脑，清化利胆。

紫贝齿 30 g^{打,先}	炒白芍 24 g	甘菊花 12 g	广郁金 12 g
肥玉竹 30 g	粉葛根 20 g	炙甘草 6 g	正川芎 15 g
丝瓜络 15 g	生山楂 20 g	黄芩 10 g	金钱草 30 g
威灵仙 18 g			

7 剂，水煎服，每日一剂。

按：紫贝齿：有平肝潜阳、镇惊安神、清肝明目的功效。与菊花合用，有加强清泻肝火的作用，常用于头晕目眩、惊悸失眠、目昏眼花等症。

 眩晕、痞证（椎基底动脉供血不足、慢性萎缩性胃炎）

朱某 男 60 岁

头晕项强，纳食作胀一月余。嗳气，泛恶，呕吐，无反酸，嘈杂不剧，大便时燥，三日一解，近日夜寐时不实，呕吐后食道隐痛，呕吐为苦水，舌质淡红，苔白腻，脉弦细。

检查：颈椎片：提示颈椎退变。颈椎CT：① 颈椎病；② 颈 4、颈 6 椎体改变，提示骨髓瘤或转移瘤可能，建议进一步复查。

证系肝胃不和，腑气不通，清窍不利。治拟调和肝胃，润导大肠，宁心安神，益肾壮骨，和络荣脑。

紫贝齿 30 g^{打,先}	炒白芍 10 g	焦枳壳 15 g	香谷芽 30 g
粉葛根 20 g	炙甘草 5 g	云茯神 15 g	铁树叶 15 g
甘菊花 10 g	威灵仙 15 g	姜半夏 10 g	丝瓜络 15 g
柏子仁 12 g	望江南 15 g		

7 剂,水煎服,每日一剂。

按:铁树叶有化瘀消肿,和胃散结,抗肿瘤的作用。望江南有肃肺清肝,利尿通便,解毒消肿,抗炎杀菌的作用。

（二十八）神经痛

肋间神经痛——带状疱疹

施某　女　57 岁

左背腋下肋部沿肋间作痛,状如刀割,局部皮肤斑疹隐隐,已历 7 天,脉弦细,舌苔薄白,质略嫩红。血压 140/80 mmHg。有慢性支气管炎史。

证系外感风热病毒,舍于经脉,不通则痛,治清热解毒,和络止痛。

银花 30 g	贯众片 15 g	失笑散 12 g^{包煎}	生甘草 6 g
连翘 15 g	炒延胡 15 g	淡全虫 5 g	六轴子 3 g
徐长卿 24 g	炙地鳖虫 8 g	炒蜈蚣 2 条	枸橘 12 g
板蓝根 15 g			

7 剂,水煎服,每日一剂。

复诊:

药后有所改善,背部板滞,脉弦苔薄白,质淡红。心电图:窦性心律,心率 67 次/分。胸片:两肺纹理增多,心影向两侧扩大,血常规正常,空腹血糖:6.98 mmol/L。

银花 30 g	连翘 15 g	制乳没 8 g^各	失笑散 12 g^{包煎}
淡全虫 5 g	炙地鳖虫 8 g	贯众片 15 g	炒延胡 15 g
粉丹参 24 g	炙蜈蚣 2 条	徐长卿 24 g	生甘草 6 g
板蓝根 15 g	六轴子 3 g		

7剂,水煎服,每日一剂。

按:带状疱疹是由带状疱疹病毒感染引起的常见皮肤病。中医称之为"缠腰火丹""蛇盘疮""蛇串疮"或"蜘蛛疮"。多因情志不遂,饮食失调,以致脾失健运,湿浊内停,郁而化热,湿热搏结,兼感毒邪而发病。

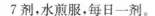

带状疱疹(蛇串疮、缠腰火丹)

苏某　女　54岁

左腰部成簇疱疹,局部热痒痛较甚,大便溏燥交替。舌质偏红,苔白,脉细弦。证属热毒蕴结。法拟清热解毒,和络止痛。

板蓝根 24 g	紫草 15 g	粉丹皮 10 g	生甘草 6 g
银花 30 g	贯众片 15 g	野菊 15 g	徐长卿 20 g
连翘 15 g	赤芍 15 g	蒲公英 30 g	炒延胡 15 g

7剂,水煎服,每日一剂。

佐以板蓝根冲剂冲服,冰硼散外敷。

按:紫草:清热凉血,活血解毒,透疹消斑。

(二十九)神经炎

末梢神经炎

金某　女　47岁

两腿膝酸麻蚁走感二十年,得之于产后,前一段时间好转,近二年又见两腿膝酸麻蚁走,两腿足水肿,行步酸胀无力,冬天局部喜冷,得冷可舒,月经周期可,面部黑干斑。脉细,苔薄白腻,质淡红。

证系肾虚冲任失调,脾气不通,四末失养。法拟益肾健脾,调中和络。

当归 10 g	散红花 10 g	云茯苓 20 g	泽泻 20 g
香谷芽 30 g	正川芎 6 g	炒党参 15 g	鸡血藤 20 g
丝瓜络 15 g	益母草 15 g	焦白术 10 g	怀牛膝 12 g
炒杜仲 15 g	炒车前 15 g^{包入}	狗脊 15 g	

7 剂,水煎服,每日一剂。

按:气血亏虚,筋脉经络失于濡养,出现腰膝酸麻等症状;肾阳亏虚,气机不利,出现下肢水肿、酸胀无力;故治以益肾健脾,调中和络。临证可加减用药。

(三十) 脑萎缩

脑萎缩

董某 女 69 岁

脑动脉硬化,脑萎缩。拟益智健脾,活血荣脑。

党参 15 g	丹参 30 g	石菖蒲 6 g	菟丝子 12 g
白术 10 g	川芎 10 g	远志 4 g	云苓 15 g
黄芪 30 g	红花 10 g	甘菊花 10 g	枸杞 15 g
川断 12 g	炒谷芽 30 g	益智仁 10 g	

7 剂,水煎服,每日一剂。

按:此方为茅老经验方,益气聪明汤加减方。

虚损(脑萎缩、肝郁脾肾两虚)

朱某 女 65 岁

头昏目糊,流涎健忘,纳胀,胸闷不著。大便干结,三日一行,难解。四肢眼睑水肿。脉细弦,舌薄微黄而干,质略红。证属脾肾两虚,气血不足,脑失所养,脾运失健,致肝失条达,拟健脾益肾,补气养血。

甘菊花 10 g	枸杞 15 g	焦白术 10 g	云苓泻 15 g^各
望江南 15 g	潞党参 12 g	炙鸡金 10 g	焦六曲 15 g
粉葛根 15 g	炒二芽 30 g^各	焦枳壳 15 g	广郁金 10 g
正川芎 6 g	火麻仁 12 g^打		

7 剂,水煎服,每日一剂。

按:脑萎缩多因肝肾亏虚,筋脉失养所致。肾生精,精生髓,髓充于脑。当肾阴亏虚,则精少髓不足,脑失髓充,致使脑失所养,而脑萎缩。脑萎缩的致病因素是多方面的,除脑动脉硬化外,遗传因素在该病发生上有关联,内分泌功能减退、人体衰老,以及机体解毒功能减退也与本病发病有关。心理、社会因素可能是本病的发病诱因。鉴于上述病因,本病的预防应重于治疗,对病人、对家庭、对社会更有益。

(三十一)中风后遗症

中风后遗症　肠粘连　腹痛　便秘

袁某　男　79 岁

今年 1 月脑出血,血压高,右半身瘫痪,大便干结,一周左右一行,服通便药好转,二年前行阑尾术后腹部作胀且痛较甚,法拟平肝潜阳,润导宽肠。

甘菊花 15 g	望江南 18 g	徐长卿 30 g	淡全虫 5 g
明天麻 10 g	火麻仁 15 g	炒延胡 15 g	焙蜈蚣 2 条
决明子 20 g	生白术 30 g	炒川楝 10 g	臭橘 12 g
正光杏 10 g			

7 剂,水煎服,每日一剂。

按:中风后遗症,多为虚实兼夹,当扶正祛邪,标本兼顾,平肝息风,化痰祛瘀,滋养肝肾,益气养血并用。

02 脑出血后遗症

何某　男　58 岁

去年 6 月 25 日突然右半身瘫痪,BP:188/98 mmHg,经治好转,近来血压正常,右半身不遂,二便可,纳食一般,可以挂拐杖行走,双下足水肿,述方平肝息风和络。

甘菊花 10 g	炒僵蚕 10 g	姜黄 10 g	炒车前 15 g^{包煎}
明天麻 10 g	白蒺藜 15 g	怀牛膝 10 g	泽泻 15 g
嫩钩藤 15 g^{后入}	干地龙 10 g	猪云苓 15 g^各	炒杜仲 15 g
生槐花 15 g			

7 剂,水煎服,每日一剂。

按:本病多因气血亏虚,心、肝、肾三脏失调,加之外邪侵袭,导致气机阴阳失调,气血运行受阻,肌肤筋脉失于濡养。以平肝息风和络为主,同时注意补益肝肾。

（三十二）肌衄

01 腹胀（消化不良）、肌衄

纳食不旺,时或纳胀,无嗳气泛酸嘈杂,皮下出血斑散在,月经正常。PLT $61×10^9$/L。脉细苔薄白质淡红。

证系脾运不健,气血不足。拟健脾助运,益气养血止血。

炒党参 12 g	焦枳壳 10 g	墨旱莲 20 g	焦六曲 15 g
炒二芽 30 g^各	云苓 15 g	生槐花 15 g	水牛角片 20 g
焦白术 10 g	仙鹤草 40 g	地榆炭 12 g	侧柏叶 10 g

7 剂,水煎服,每日一剂。

按:本病以中焦气机不利,脾胃升降失职为病机关键。有虚实之分。临床应注意鉴别。本病以脾虚为主,故治以补气健脾,养血止血。因本例患者见皮下散在瘀斑,故加收敛止血药物。

燥痹(干燥综合征)、血虚(白细胞计数↓、血小板计数↓、轻度贫血)

杜某某　女　39 岁

口干,泪、涎少,牙龈时出血,皮下出血斑时见,乏力,肢楚,月经周期先期,20 天左右一潮,量不多,十天左右已,带下不多,色白偶带红,未妇检,原有宫颈炎,经治好转,上环。在上海仁济医院查诊干燥综合征,血小板减少性紫癜,用过激素,今未停(6 片/日)。脉细数,苔薄腻微黄,质尖边红。

证系肝肾阴虚,津亏血少。拟益肝肾,养阴生津,养血止血,予玉液汤意。

仙鹤草 50 g	生槐花 15 g	花粉 12 g	北五味 10 g
墨旱莲 18 g	生山药 30 g	麦冬 15 g	乌梅 6 g
炒小蓟 30 g	黄芪 30 g	粉葛根 15 g	大生地 12 g
灵芝 12 g	香谷芽 30 g		

7 剂,水煎服,每日一剂。

复诊:

皮下出血斑时有,乏力,口干舌燥,脉细数,舌薄白质淡嫩。

仙鹤草 60 g	灵芝 15 g	天花粉 12 g	麦冬 15 g
墨旱莲 18 g	玉竹 30 g	川石斛 15 g	北五味 10 g
熟女贞 15 g	生槐花 15 g	北沙参 15 g	葛根 15 g
香谷芽 30 g			

7 剂,水煎服,每日一剂。

按:本病以肝肾阴虚为主,日久损伤及脾,脾失健运,气血亏虚,筋脉经络失养,出现乏力等症状;脾主统血,脾虚失于固摄,则见瘀斑、牙龈出血,以补益肝肾为大法,佐以健脾养血。

（三十三）瘿病

瘿病（甲状腺炎），围绝经期综合征

施某　女　49岁

颈部肿痛牵引，心悸烦躁、手抖、汗出，头昏情绪急躁 口干不甚，夜寐时或不实，月经三月未潮，脉弦细数，苔白厚腻，质淡紫，T_3 2.5～2.6 nmol/L、T_4 220～196 nmol/L。

证系肾虚肝郁化热夹痰，结于颈部，法拟平肝化痰消瘿。

生牡蛎 30 g^{打,先煎}	青蒿 12 g	夏枯草 15 g	玉桔梗 4 g
润玄参 10 g	连翘 12 g	云苓神 15 g^{各}	黄芩 10 g
大贝 12 g	黄药脂 6 g	银花 24 g	赤芍 10 g
嫩射干 1 g			

7剂，水煎服，每日一剂。

复诊：

颈项酸强不适，心悸烦躁，动则多汗，易饥，月经三月未潮，脉细数，苔薄白腻，质淡白衬紫，拟方：

生牡蛎 30 g^{打,先煎}	黄药脂 8 g	夏枯草 15 g	银花 30 g
润玄参 10 g	连翘 12 g	炒僵蚕 10 g	肥桃仁 10 g^{打}
大贝 12 g	嫩射干 10 g	炒枣仁 30 g^{打}	云苓神 15 g^{各}
灵磁石 30 g^{打,先煎}			

7剂，水煎服，每日一剂。

按：患者围绝经期肝肾阴虚，应注意补益肝肾，调理气血。若气郁化火生痰，应平肝化痰消瘿，化痰行瘀，畅达经络，表里兼顾，协调阴阳。

瘿病（甲状腺功能亢进）

陆某某　女　22岁

身热烦躁汗出，心悸易饥，查 T_3、T_4 值高（T_3 3.3 nmol/L、T_4

210.4 nmol/L），月经正常。脉细数，苔中白腻，质尖缘偏红嫩。心率96次/分。

证系肝郁化热、挟痰扰神，法拟疏肝清热、化痰散结、宁心安神。

柏子仁 10 g	酸枣仁 20 g^打	润玄参 15 g	夏枯草 15 g
北五味 10 g	云茯神 20 g	大贝 12 g	水炙远志 5 g
生牡蛎 30 g^{打·先煎}	黄药脂 10 g	麦冬 15 g	川连 5 g
苦参片 15 g	灵磁石 30 g^{打·先煎}		

7剂，水煎服，每日一剂。

二诊：

上方＋（甘菊花 10 g　粉甘草 6 g）

三诊：

药后可，脉搏80次/分，口干不剧，心悸易汗，身热烦躁。脉细数，苔薄白，质淡红。拟方：

润玄参 15 g	黄药脂 10 g	水炙远志 5 g	川连 5 g
生牡蛎 30 g^{打先}	苦参片 15 g	灵磁石 30 g^打	云茯神 20 g
大贝 12 g	柏子仁 10 g	酸枣仁 20 g^{炒·打}	夏枯草 15 g
灯芯 2 g	生地 15 g		

7剂，水煎服，每日一剂。

按：阴虚乃本病的发病基础，一旦遇到情志不畅则易发为本病。本病早期肝火旺盛的实证表现，其根本原因乃阴虚不足以制阳所致；肝郁情志不畅、阴虚是该病易反复的原因。采用养阴疏肝、行气散结的治法，疏肝理气，和胃降逆。

03　瘿病（甲状性功能亢进）

施某　女　52岁

有甲亢史，近易怒易郁，心悸怔忡，易汗，纳食不香 夜寐不实，耳鸣不聋，手抖轻，月经已绝二年。脉细数，苔薄白，质略嫩。

证系心阴不足，心神失宁。法拟养心安神，健脾助运。

柏子仁 10 g	酸枣仁 20 g^{炒打}	炙甘草 6 g	灵磁石 20 g^{打,先}
水炙远志 5 g	生牡蛎 30 g^{打,先}	龙齿 20 g^{打,先}	炒二芽 30 g^各
云茯神 20 g	黄药脂 6 g	川连 5 g	肉桂 2 g

7 剂,水煎服,每日一剂。

复诊:

上方＋合欢皮 20 g、灯芯 2 g

按:长期情志抑郁或紧张,或突遭剧烈的精神创伤,致肝气郁结,失于疏泄,气机郁滞,邪聚于目,上犯肝窍则成突眼;肝郁化火则急躁易怒,面热目赤,口苦而干;胃火炽盛则多食善饥;肝气犯脾,脾失健运则便溏,消瘦,倦怠无力;火热伤阴,心阴不足,心神不宁则心悸怔忡,心烦失眠,自汗;久病及肾,水不涵木,可致阳亢风动,手抖舌颤。素体阴虚,肝肾不足,先天禀赋不足,加之后天调摄不当,导致本病。治以协调整体,突出局部,方可事半功倍。

04 瘿病(甲状腺功能亢进)

季某 男 35 岁

心悸,手抖,易汗,形瘦纳旺已二年余。脉细数,苔薄白,质嫩红。

证系心肺阴虚、肝郁痰瘀、蕴结成瘿,法拟养阴宁心,疏肝化痰,散结消瘿。

润玄参 15 g	黄药脂 6 g	炒枣仁 20 g^打	炒僵蚕 10 g
生牡蛎 30 g^{打,先}	夏枯草 15 g	炙远志 5 g	粉丹皮 10 g
大贝 12 g	生地 15 g	灵磁石 30 g^{打,先}	云茯神 20 g
嫩钩藤 15 g^{后入}			

7 剂,水煎服,每日一剂。

复诊:

心悸减,夜寐不实,甲状腺肿大。脉细滑,苔薄白,微黄,质略嫩红。

拟方:

润玄参 15 g	黄药脂 6 g	灵磁石 30 g^{打,先}	水炙远志 5 g
生牡蛎 30 g^{打,先}	夏枯草 15 g	云茯神 20 g	生地 15 g
大贝 12 g	炒僵蚕 10 g	炒枣仁 20 g^打	粉丹皮 10 g
山慈姑 10 g			

7 剂,水煎服,每日一剂。

按：本方主心阴失养,阴液亏虚,一系列心阴虚火旺。心阴虚会出现阴虚火旺的通症,如消瘦、手脚心热、口干、鼻唇干、潮热盗汗、两颧潮红、小便黄赤、大便秘结;也会出现心神失养的表现,如心烦、容易失眠,治当标本兼顾,兼清里实,方可虚实兼顾。

05 瘿病(甲状腺腺瘤、炎症、甲状腺功能亢进)

陈某　男　41 岁

右侧甲状腺肿大胀痛一月,B 超甲状腺腺瘤炎症,T_4 220 nmol/L,大便干结。脉细滑数,苔白腻,质淡红。证当肝郁痰凝,法拟疏肝解郁,化痰消结。

软柴胡 6 g	大贝 12 g	连翘 15 g	生军 10 g^{后入}
夏枯草 15 g	黄药脂 10 g	皂刺 10 g	玉桔梗 4 g
生牡蛎 3 g^{打,先煎}	银花 30 g	炮山甲 10 g	炒僵蚕 10 g
炒延胡 15 g	白芥子 6 g		

7 剂,水煎服,每日一剂。

按：甲状腺疾病多因气滞肝郁化火,肝火内动,或情志内伤,肝气郁结而引发,治以理气化痰,软坚散结为主要原则,兼顾理气解郁,平肝清火,化痰散结,活血消瘿之功效。

（三十四）消渴

阴 虚

张某 女 23 岁

口干舌燥,饥不甚,尿略多,形瘦,两膝酸痛,以右为甚。脉细数,苔白而干,质红嫩。

生地 15 g	天花粉 12 g	玉竹 30 g	党参 15 g
知母 10 g	石斛 12 g	天麦冬 15 g各	北沙参 15 g

7 剂,水煎服,每日一剂。

另:西洋参 4 g/日 泡服

按:本病一派津液耗伤之象,津液耗伤,阴血亏耗,病变可涉及肺、肝、肾。出现口干舌燥、形瘦、腰膝酸软等症状,治以滋阴养血、生津润燥。

2 型糖尿病,末梢神经炎

蒋某 男 62 岁

饥渴,尿多形瘦,诊断糖尿病近 2 年,咳喘多甚,诊为慢支肺。年近咳喘不著,四肢末端发麻,以上肢为著,呈手套样,握筷不便二月。近查空腹血糖 7.9 mmol/L。脉细苔薄白腻,质淡红。

证系胃肾两虚,脾弱四肢失荣,拟滋胃益肾参以健脾化湿。

生地 15 g	丹皮 10 g	天花粉 12 g	玉竹 30 g
蒸萸肉 15 g	云苓泻 15 g各	焦白术 10 g	片姜黄 12 g
怀山药 30 g	粉葛根 15 g	枸杞子 15 g	鸡血藤 20 g
丝瓜络 15 g			

7 剂,水煎服,每日一剂。

二诊:

空腹血糖 7.9 mmol/L,饥渴不甚,尿量一般,形瘦,四肢麻冷。脉细,

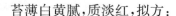

苔薄白黄腻,质淡红,拟方:

黄芪 60 g	桂枝 10 g	赤芍 20 g	川芎 12 g
肥桃仁 10 g	丹参 30 g	红花 10 g	鸡血藤 30 g
升麻 10 g	甘杞子 18 g	玉竹 30 g	片姜黄 12 g
地龙 15 g	党参 30 g	当归 15 g	威灵仙 30 g
怀牛膝 15 g			

7 剂,水煎服,每日一剂。

三诊:

晨起口干易饥,但不剧,四肢发麻且冷,右手为甚,指麻手酸,腰背酸痛,得之扭伤。脉细,苔薄,中根白腻,质略嫩红。血糖 5.4 mmol/L。

证系肾气不足,法拟益肾和络,予济生肾气丸意。

大熟地 12 g	云苓泻 12 g^各	怀牛膝 10 g	当归 10 g
蒸萸肉 15 g	淡附片 6 g	片姜黄 12 g	丹参 30 g
怀山药 30 g	川桂枝 10 g	金狗脊 15 g	鸡血藤 30 g
炒牡丹皮 10 g	炒车前 15 g^{包入}		

7 剂,水煎服,每日一剂。

按:患者素食肥甘日久损伤脾胃,脾胃运化失司,积热内蕴,伤津化燥,发为消渴,脾虚不能输布精微达四肢,故四肢麻冷,治法当以健脾和胃,上荣四肢,贯穿筋络,气血旺则阳气盛,寒邪自散,血脉自通,瘀滞自除。

03 糖尿病·皮肤瘙痒

陈某 女 50 岁

今年始口干欲饮饥甚,尿多体重减,皮肤热痒(红疹)甚剧,得暖更甚。脉细数,苔薄白,质偏红。查血糖 7.7 mmol/L。

证系胃肾阴虚,血热生风,拟滋养胃肾,凉血活血祛风。

大生地 30 g　润玄参 15 g　玉竹 30 g　粉葛根 20 g
粉丹皮 10 g　白鲜皮 18 g　肥知母 10 g　天麦冬 15 g各
赤芍 15 g　地肤子 18 g　天花粉 12 g　徐长卿 15 g
净蝉衣 10 g

7 剂，水煎服，每日一剂。

按：患者血虚风燥，肌肤失养，风热侵袭肌表，卫外不固，正气不足，无力抗邪外出，风性善变，风动则痒，热郁肌肤，治以养血祛风，滋阴补肾为主。

04 2 型糖尿病

施某　女　55 岁

消渴 17 年，饥渴较著，小便自遗，大便干，3～5 天一行，形瘦，得食胃中泛酸，食肉则泻，胸闷且痛，皮肤瘙痒，目糊，两手发麻、足冷。脉细舌薄白腻质略嫩。血糖不高、尿糖(4＋)。

证系胃肾阴虚，法拟滋养胃肾、缩泉降糖。

生地 20 g　甘杞子 20 g　桑螵蛸 15 g　怀牛膝 15 g
萸肉 18 g　天花粉 12 g　丹参 30 g　煅瓦楞 30 g
北五味 10 g　覆盆子 15 g　玉竹 30 g　怀山药 30 g
益智仁 10 g

7 剂，水煎服，每日一剂。

按：消渴病病在三阴，统于太阴，可分虚实。实则中满湿阻或伴有少阳阳明郁热，应以化湿为主，兼清少阳阳明郁热；虚则太阴少阴不足，应健脾为主，兼顾先天肾气，温补肾阴肾阳。

05 消渴(阴虚燥热)

张某　女　87 岁

口干入夜更著，渴不引饮已年余，有逐渐加重趋势。大便时燥，脉细数,苔少而干,质红嫩,胃酸略多,时或腰酸。

证系胃肾阴虚,法拟益胃汤、玉液汤意。

北沙参 10 g	肥知母 6 g	焦枳壳 10 g	太子参 15 g
天麦冬 10 g各	天花粉 10 g	煅瓦楞 20 g	香谷芽 30 g
玉竹 20 g	川石斛 12 g	生牡蛎 30 g打,先	紫丹参 15 g

7 剂,水煎服,每日一剂。

按:消渴病病机传统上多宗"阴虚燥热"学说,一般认为禀赋不足,阴津亏虚,燥热偏盛是消渴病产生的主要病理机制,与肺、胃、肾三脏腑密切相关,且多伴血瘀。阴津亏虚与燥热偏盛这两个相互影响、相互作用的病理机制是消渴病发生发展的核心要素,可见消渴病机中,五脏精亏为本,情志失调更伤五脏为标。更进一步来说,无论是情志失调,气郁化火引起的燥热,还是饮食失节,积热内蕴引起的燥热均是消渴病机之"标",五脏阴精亏虚是"本",燥热与精虚之间是标本关系。

06 糖尿病

黄某　女　34 岁

饥渴不著,右肋下作痛,隐痛,压之痛减。Glu:7.5 mmol/L。"两对半":抗 HBC(+),B 超示:肝胆脾正常。脉弦细,苔薄黄,质略红。

证系肝郁血瘀,胃肾阴虚。拟疏肝和络,滋养胃肾。

生地 20 g	玉竹 30 g	丹参 30 g	炒延胡 15 g
蒸萸肉 15 g	天花粉 12 g	广郁金 10 g	失笑散 12 g包入
怀山药 30 g	北沙参 15 g	八月札 10 g	徐长卿 24 g
软柴胡 15 g	赤白芍 12 g各		

7 剂,水煎服,每日一剂。

按:患者情志失调,肝失疏泄,其后果一则肝郁化火,阴伤燥热,上刑肺金,中伤胃液,下灼肾水,发为消渴;二则影响气血运行,痰瘀渐生致病情加重,变证丛生。由此可见,肝与糖尿病发生发展密不可分,如清·黄坤载《四圣心源·消渴》说:"消渴者,足厥阴之病也"。肝主疏泄,调节人体气血的正常运行。若肝郁气滞,血行不利,久而成瘀。瘀血阻于心脉则胸痹胸痛,阻于脑络则中风偏瘫,阻于目窍则眼底出血,阻于肢体则疼痛麻木。"肝开窍于目",并发症中视网膜病变与肝的关系最为密切。肝郁化热,燥热上攻;或肝郁气滞,血瘀阻络;或肝肾阴虚,虚火上灼。

（三十五）水肿（淋证、腰痛）

急性肾衰竭　尿路感染

施某　女　73岁

尿频急,腰痛,发热二天。尿频急痛 5 年余,时作时止。近二日来发热,尿频,尿量少不畅,不泛恶,大便溏薄,日二次,脉细数,苔薄黄腻,质偏红紫气,唇紫。眼睑微肿,唇略红,神清。

检查:体温 38 ℃、脉搏 124 次/分、血压 130/80 mmHg

胸对称,心肺(一),腹胀,腹水征(一),肝脾(一),墨菲征(一)

肾功:BUN 32.54 μmol/L,Cr 749 μmol/L。

证系湿热下注,膀胱、肾之气化不利,法拟清化下焦,予以泄浊。

粉萆薢 15 g	石韦叶 20 g	银花 30 g	萹蓄草 20 g
云苓 20 g	连翘 15 g	瞿麦 20 g	炒车前子 15 g[包煎]
鸭跖草 20 g	泽泻 30 g	猪苓 20 g	

7 剂,水煎服,每日一剂。

另:生大黄 10 g/日　泡服

按:茅老治尿路感染,以八正散为主方化裁,急性肾衰竭以生大黄泻下通便、泄浊化瘀、降尿素氮肌酐。

急性肾炎

陈某　女　19岁

近浮肿腰酸不著,咽不痛,月经已潮三天,脉细,苔薄白,质淡红,拟方:

忍冬花 30 g	净蝉衣 10 g	炒生地 15 g	生槐花 15 g
蓄草 20 g	小青草 30 g	蒸萸肉 15 g	黄芪 30 g
瞿麦 20 g	河白草 20 g	怀山药 30 g	党参 15 g
鲜茅根 30 g^{后加}	乌梅 10 g	苏芡实 20 g	香谷芽 30 g

7剂,水煎服,每日一剂。

按:茅老治急性肾炎蛋白尿,常以蝉衣减少系膜通透性,以乌梅、芡实收敛、消蛋白。

隐匿性肾炎

黄某　男　31岁

眼睑水肿轻,尿检:蛋白(十),大便泻,日三四次,稀便,腹不痛,肠鸣。脉细,苔白腻微黄,质胖红,缘有齿印,拟方:

炒大小蓟 30 g^各	血余炭 10 g	净蝉衣 10 g	银花 30 g
鹿衔草 20 g	河白草 20 g	潞党参 15 g	泽泻 15 g
小青草 30 g	黄芩 12 g	黄芪 30 g	炒麦芽 30 g
仙鹤草 30 g			

7剂,水煎服,每日一剂。

按:茅老治隐匿性肾炎、血尿、蛋白尿,常以止血不留瘀之大小蓟、河白草、小青草保护肾功能。

隐匿性肾炎

施某　女　20岁

尿频急痛一月，尿色淡红。尿检：PR（±）、WBC（少）、RBC（少～＋＋＋）。脉细，苔薄白腻，质略红。拟益肾活血止血。

炒大小蓟 30 g各	瞿麦 20 g	炒槐花 15 g	蒲黄炭 12 g包
萹蓄草 20 g	血余炭 10 g	炒生地 15 g	墨旱莲 15 g
藕节炭 20 g	净蝉衣 10 g	银花 30 g	鲜茅根 40 g后加
仙鹤草 40 g	河白草 20 g		

7剂，水煎服，每日一剂。

按：茅老治血尿，以炒槐花止血不留瘀，保护毛细血管。

复诊：

药后可，尿检：PR（＋＋），WBC 少量，RBC（＋＋），无自觉症状。

述方：

炒大小蓟 30 g各	河白草 20 g	黄芪 40 g	仙鹤草 30 g
生地炭 15 g	小青草 20 g	净蝉衣 10 g	瞿麦 24 g
血余炭 10 g	党参 20 g	炒槐花 15 g	银花 30 g
藕节炭 24 g	白茅根 40 g自加		

7剂，水煎服，每日一剂。

慢性肾炎（隐匿），糖尿病

黄某　女　52岁

隐匿型肾炎20年，尿蛋白反复在"2＋"～"3＋"之间，口干咽耗，面水肿，纳食一般，易饥，尿量不多，腰酸不著，脉细，舌苔白腻质淡红紫。

检：BP 120/80 mmHg，尿检 PR（3＋），BLD（＋）。

证系肾虚开阖不利，肾阴不足，脉络失和。法拟益肾关，利开阖，滋肾阴，和脉络。

大生地 20 g	紫丹参 30 g	焦白术 10 g	潞党参 15 g
蒸萸肉 18 g	生槐花 15 g	净蝉衣 6 g	云苓泻 15 g各
怀山药 30 g	生黄芪 30 g	乌梅 10 g	小青草 30 g
河白草 20 g	甘菊花 12 g		

7 剂,水煎服,每日一剂。

按:患者慢性肾炎,糖尿病,茅老以六味地黄加减滋补肾阴,以固先天之本,黄芪、党参、白术、茯苓,健脾以补后天之本,再加专用药对河白草、小青草保护肾功能,蝉衣、乌梅消蛋白尿,守方巩固,疗效可靠。

慢性肾盂肾炎

杨某　女　49 岁

夜尿频数,腰背右小腹作痛。但尿痛不著,眼睑、下肢微肿。脉弦细,苔白腻,质淡红。

检查:轻度脂肪肝,慢肝。

尿检:WBC 少许。BP 110/78 mmHg。

法拟疏肝化痰,益肾清化。

柴胡 10 g	玉竹 30 g	银花 30 g	连翘 15 g
云苓泻 15 g各	瞿麦 20 g	广郁金 15 g	炒杜仲 15 g
生山楂 20 g	炒麦芽 30 g	熟大黄 10 g	粉草薢 20 g
萹蓄 20 g	炒川柏 10 g	虎杖 20 g	

7 剂,水煎服,每日一剂。

慢性肾盂肾炎　肾功能不全

张某　女　66 岁

水肿腰酸,尿痛,大便通顺。脉细,舌苔薄黄腻,舌尖偏红。

萹蓄 20 g	炒车前 15 g^{包入}	银花 30 g	猪茯苓 20 g^各
瞿麦 20 g	泽泻 30 g	生大黄 10 g^{后下}	生槐花 15 g
石韦叶 20 g	炒二芽 30 g^各	炒杜仲 15 g	焦楂曲 15 g^各
粉萆薢 15 g			

7 剂,水煎服,每日一剂。

尿路感染　膀胱炎

沈某　女　59 岁

尿急频痛 4 天,入夜为甚,小腹作胀,淋漓涩痛,脉细数,苔薄白微黄,质略红。

证系湿热下注,膀胱气化不利,拟益肾清化,八正散意。

萹蓄草 24 g	生草梢 6 g	炒小蓟 30 g	凤尾草 20 g
云苓泻 15 g^各	瞿麦 24 g	银花 30 g	炒车前子 15 g^{包入}
连翘 15 g	鸭跖草 20 g	鲜茅根 30 g^{后加}	黄芩 12 g
炒川柏 10 g			

7 剂,水煎服,每日一剂。

按:茅老治慢性肾盂肾炎,常以入正散加减,以萹蓄、瞿麦对药利尿通淋,疗效可靠。

肾病综合征

黄某　男　40 岁

水肿轻,头不胀,腰酸减,尿盂上浮泡沫,脉弦细,舌苔薄黄腻,质略红。血压 122/95 mmHg、24 小时尿蛋白 6.16 g、尿检 PR(3＋)。

当归 10 g	红花 10 g	净蝉衣 10 g	云苓泻 15 g^各
赤芍 10 g	丹参 30 g	黄芪 40 g	石韦叶 24 g
川芎 6 g	河白草 20 g	党参 20 g	生槐花 15 g
银花 20 g	小青草 30 g	炒杜仲 15 g	乌梅 10 g

7剂,水煎服,每日一剂。

二诊:

水肿腰酸减,头昏胀,纳食可,尿检 PR(2+~3+)。脉弦细,舌苔白腻,质淡红,拟方:

当归 10 g	桃仁 10 g	党参 20 g	河白草 20 g
赤芍 10 g	红花 10 g	净蝉衣 10 g	小青草 30 g
川芎 10 g	丹参 30 g	黄芪 40 g	乌梅 10 g
石韦叶 30 g	苏芡实 20 g	云苓泻 15 g各	生槐花 15 g
炒杜仲 15 g	银花 20 g		

7剂,水煎服,每日一剂。

三诊:

近复查 BUN 12.59 mmol/L,头昏不显,尿泡沫如前,肢楚,腰酸。脉细,舌苔厚腻微黄,质略红紫。

当归 10 g	桃仁 10 g	河白草 20 g	石苇 15 g
赤芍 10 g	散红花 10 g	净蝉衣 10 g	粉草薢 15 g
川芎 10 g	益母草 15 g	乌梅 10 g	泽泻 30 g
炒杜仲 15 g	党参 15 g	炒二芽 30 g各	小青草 30 g
银花 20 g	生槐花 15 g	黄芪 30 g	

7剂,水煎服,每日一剂。

按:肾病综合征反复难愈,茅老认为"久病必虚",需以参芪合四物汤补益气血,再以河白草、小青草对药保护肾功能,蝉衣、乌梅对药减少肾系膜通透性,消除蛋白尿,专病专药,疗效可靠。

10 肾病综合征

华某　男　34岁

肾病综合征两月半,去上海第七人民医院查诊,经用泼尼松后,尿蛋白减少,头胀面热,腰酸。脉弦细,苔白腻,质淡红。证系脾肾两虚,拟方健脾益肾化湿。

潞党参 15 g	净蝉衣 10 g	紫丹参 30 g	河白草 30 g
焦白术 10 g	乌梅 10 g	芡实 20 g	徐长卿 15 g
泽泻 15 g	熟薏仁 15 g	泽兰叶 10 g	黄芪 30 g
云苓 15 g			

7 剂,水煎服,每日一剂。

按: 茅老治肾病综合征常以补气固摄为要,以对药黄芪、党参补气,泽兰、泽泻治血利水泄泻,以芡实、乌梅收敛治蛋白尿。

热淋（尿路感染）

俞某　男　53 岁

尿意频数,形寒发热,腰酸。脉细数,苔薄腻微黄,质淡红。证系肾虚湿热下注,拟八正散意:

炒大小蓟 30 g各	炒杜仲 15 g	萹蓄草 24 g	炒川柏 10 g
瞿麦 20 g	银花 30 g	云苓 15 g	生甘草 6 g
泽泻 15 g	炒车前 15 g包煎	鹿衔草 30 g	干茅根 15 g
连翘 15 g			

7 剂,水煎服,每日一剂。

按: 茅老治尿路感染常用八正散合滋肾通关丸加减,尤妙在黄柏、肉桂对药,在若重孤热之中,加小剂量肉桂温散助膀胱汽化,每获良效。

尿路感染

倪某　女　58 岁

尿意频急且痛,腰酸,反复三年之久,此次已发二天。脉细数,舌苔白腻,质淡红。证系肾虚湿热下注,予滋肾通关合八正散意。

炒川柏 10 g	萹蓄草 20 g	生甘草 6 g	焦六曲 15 g
知母 10 g	瞿麦 20 g	银花 30 g	云苓泻 12 g^各
凤尾草 20 g	炒小蓟 30 g	炒杜仲 15 g	覆盆子 15 g
香谷芽 30 g	肉桂 3 g^{后入}		

7 剂,水煎服,每日一剂。

按:茅老治尿路感染常用八正散合洋肾通关丸加减,尤秒在黄柏、肉桂对药,在若重孤热之中,加小剂量肉桂温散助膀胱汽化,每获良效。

13 热 淋

陆某 女 60 岁

尿频急且痛,腰酸尿少尿血。脉细,苔薄黄,质红嫩,拟方:

萹蓄草 24 g	肥知母 10 g	银花 30 g	生甘草 6 g
瞿麦 24 g	凤尾草 30 g	炒谷芽 30 g	猪云苓 15 g^各
川柏 10 g	黄芩 15 g	泽泻 15 g	青蒿 15 g
肉桂 2 g^{后下}	鹿衔草 20 g		

7 剂,水煎服,每日一剂。

按:茅老治尿路感染常以银花配甘草对药,据现代药理研究银花有广谱抗菌作用,配甘草引经,直达茎中,对急慢性尿路感染效果较好。

14 热 淋

薛某某 女 22 岁

尿频急且痛,腰酸,尿检 WBC(+),月经正常。脉细数,苔薄白腻,质淡红。

证系肾虚湿热下注,拟益肾清化,八正散意。

萹蓄草 24 g	连翘 15 g	生甘草 6 g	土茯苓 20 g
瞿麦 24 g	凤尾草 30 g	云苓泻 15 g^各	炒杜仲 12 g
银花 30 g	炒小蓟 30 g	炒川柏 10 g	

7剂,水煎服,每日一剂。

按:茅老治尿路感染常以银花配甘草对药,据现代药理研究银花有广谱抗菌作用,配甘草引经,直达茎中,对急慢性尿路感染效果较好。

15 热 淋

江某 女 42岁

尿意频急病史,经查诊为淋菌性尿道炎,后用左氧氟沙星后好转。近三月来,纳呆,腰酸,水肿,以下肢为甚,面目水肿,尿频急量少。月经周期略先期四天,量不多,伴血块,3天左右已。带下量不多,色黄。大便日五次,成形。有轻度贫血史。脉濡细数,苔白腻质淡胖,散在紫点。

证系湿热下注,肾气化不利,脾运失健,带脉失固,血虚血瘀。治则清化下焦,化气运中,予滋肾通关丸意。

猪苓20 g	玉桔梗4 g	肥知母6 g	瞿麦24 g
败酱草3 g	炒二芽30 g各	肉桂3 g	焦白术10 g
炒川柏10 g	萹蓄草24 g	云苓泻30 g各	炒黄芩15 g
炒车前15 g包入	石韦叶30 g		

7剂,水煎服,每日一剂。

按:茅老治慢性尿路感染常用滋肾通关丸加减,以知柏、萹蓄配少许肉桂,蒸水化气,使水便通利,湿痛尽除。

16 热 淋

崔某 女 44岁

尿浑浊7天。两月来尿黄,尿频急且痛,发热,腰酸不剧,头部昏晕,月经正常,夜寐不实,大便可,带下时多,色白。脉细数,苔薄腻微黄,质淡红。尿检PR(+),BLD(++),BP 114/62 mmHg。证系肾虚湿热下注膀胱,拟益肾清化和络,八正散意。

萹蓄草 20 g	炒生地 15 g	泽泻 15 g	瞿麦 20 g
焦栀子 10 g	银花 30 g	生甘草 6 g	炒大小蓟 20 g^各
血余炭 20 g	连翘 15 g	淡竹叶 10 g	鲜茅根 30 g^{自加}

7剂,水煎服,每日一剂。

按: 茅老治血尿,常用治血止血而不留瘀之血余炭、鲜茅根,炒大小蓟配伍银花、生甘草为对药,能迅速消除尿道炎症,共收止血之功。

17 石淋(右肾小结石)

蔡某　女　32岁

右腰酸胀时痛,右肾小结石,脉细,舌苔黄腻,质淡红。证系湿热久蕴于肾为石,予清化排石。

石韦叶 30 g	威灵仙 20 g	金钱草 60 g	云苓泻 20 g^各
海金沙 30 g^{包入}	炒车前子 30 g^{包入}	猪苓 20 g	牛膝 12 g
炙鸡金 15 g	炒白芍 24 g	黄芪 20 g	六一散 15 g^{包入}
萹蓄草 20 g	瞿麦 20 g		

7剂,水煎服,每日一剂。

按: 茅老治石淋经验,常以"三金汤"为主方配伍石韦叶,威灵仙消融积石,配牛膝引药下行,共奏药力。

18 石淋(尿路结石)

朱某　男　37岁

昨夜12点右肾绞痛,尿检 RBC(+)。大便今日未解。脉细数,苔薄黄,质偏红衬紫。脂肪肝史。拟清化利尿,化石排石,予三金石韦意。

金钱草 60 g	石韦叶 30 g	瞿麦 30 g	白茅根 30 g^{后加}
海金沙 20 g^{包入}	炒车前 30 g^{包入}	炒小蓟 30 g	炒白芍 30 g
炙鸡金 15 g	猪茯苓 24 g^各	萹蓄 30 g	泽泻 30 g
六一散 20 g^{包入}			

7剂,水煎服,每日一剂。

按: 茅老治尿路结石,常用金钱草、炒白芍相配伍,解痉止痛,扩张输尿管,以利结石排出。

19 石淋(右肾结石)

陆某 男 21岁

两月前突然右腰背酸痛,尿检RBC(+),时呈酸痛,腹不痛,大便正常。脉弦细,苔中根厚腻微黄,质淡红。经镇江医院诊为肾结石。

证系湿热下注,肾与膀胱成石,治以清化排石。

金钱草 50 g	炒车前 15 g^{包入}	石韦叶 24 g	血余炭 10 g
海金沙 20 g^{包入}	炒小蓟 30 g	鹿衔草 20 g	白茅根 40 g
炙鸡金 15 g	威灵仙 20 g	瞿麦 20 g	六一散 15 g^{包入}
猪苓 20 g			

7剂,水煎服,每日一剂。

按: 茅老治肾结石常以"三金汤"即金钱草、海金沙、鸡内金加石韦、威灵仙以溶石排石,并加血余炭、炒小蓟、鹿衔草等止血不留瘀之药以宁络止血。

20 IGA肾炎 肾性高血压

仇某 女 49岁

面目下肢水肿,嗜睡,头昏胀,腰酸不著,尿无泡沫,两腿滞重,胃部时胀,背痛。脉弦细,舌苔腻微黄,质淡红。治则益肾化湿,平肝泄浊。

粉萆薢 15 g	小青草 24 g	甘菊花 10 g	炒麦芽 30 g
泽泻 20 g	炒小蓟 30 g	净蝉衣 6 g	天麻 10 g
炒车前子 15 g^{包入}	河白草 20 g	炒杜仲 15 g	生石决 30 g^{打,先煎}
鹿衔草 20 g	猪茯苓 15 g^各		

7剂,水煎服,每日一剂。

复诊：

双下肢酸楚乏力，尿黄频多，无泡沫，腰酸，右胁下痛，纳食可。脉细弦数，舌苔白腻，舌尖红，拟方仿前：

粉萆薢 12 g	炒小蓟 30 g	金钱草 20 g	生石决 30 g打，先煎
泽泻 20 g	广郁金 10 g	小青草 24 g	炒麦芽 30 g
炒车前 15 g包入	猪茯苓 15 g各	净蝉衣 10 g	黄芩 10 g
河白草 20 g	鹿衔草 20 g	甘菊花 10 g	

7剂，水煎服，每日一剂。

按：茅老治肾炎，常用河白草小青草对药以保护肾功能，蝉衣减少肾系膜通透性以消蛋白尿。

双肾囊肿

茅某　男　70 岁

两腰疼痛，以右为甚，尿检（一），B超示双肾囊肿（6.9 mm×6.0 mm，3.3 mm×3.1 mm），眠食可。脉濡，苔白腻质淡红。

证系脾肾两虚，湿聚成痰。治则健脾益肾，除湿化痰，消肿散瘀。予肾着汤、六君子汤意。

炒党参 15 g	炙甘草 5 g	大贝 12 g	猪茯苓 15 g各
苍白术 10 g各	姜半夏 10 g	山慈姑 10 g	夏枯草 15 g
陈皮 8 g	生牡蛎 40 g打，先	怀牛膝 15 g	炒杜仲 15 g
茯苓 15 g			

7剂，水煎服，每日一剂。

按：茅老治肾囊肿经验，以健脾利湿化瘀之药组方，配专药大贝、生牡蛎、山慈姑、夏枯草以软坚散结，能控制肾囊肿进展。

水 肿

江某 女 40岁

四肢水肿1周。近1周出现四肢水肿,左侧头颞部胀痛,夜寐实,纳食可。月经周期可,经潮腹胀,量一般,色红,五天已,带下少。脉细,苔薄腻微黄,质淡红。

焦白术 12 g	猪苓 20 g	云茯苓 20 g	泽泻 20 g
广陈皮 6 g	炒车前子 15 g^{包煎}	大腹皮 6 g	五加皮 6 g
冬瓜皮 30 g	熟苡仁 24 g	正川芎 10 g	黄芪 30 g
桑白皮 20 g	炒谷芽 30 g		

7剂,水煎服,每日一剂。

按:本案属水肿之皮水(脾虚水湿内停证),治拟健脾化湿,利水消肿。拟方五皮四苓饮加减。方中重用生黄芪,意在补气健脾、利水消肿。

(三十六) 心悸

病毒性心肌炎

沈某 男 53岁

胸闷心悸时作,近罹感冒,鼻塞,咽耗咳嗽,痰不多。脉浮细数而结,苔薄白腻,质淡红。心电图示:室早。

法拟:辛宣轻解,养心安神。

炒荆芥 10 g	丹参 30 g	炒枣仁 18 g^打	灵芝 15 g
鱼腥草 20 g	板蓝根 15 g	炒延胡 12 g	苦参片 20 g
连翘 10 g	香谷芽 30 g	金银花 30 g	茯神 15 g
炙甘草 10 g	川连 6 g		

7剂,水煎服,每日一剂。

按:茅老治病毒性心肌炎常分病程而施药,早期抗病毒性,以银花连翘、板蓝根配伍,灵芝提高免疫力,川连、苦参为对药具有抗心律失常作用以治早搏。

病毒性心肌炎 室早

许某某　男　41 岁

胸闷心悸时作,脉细结代,苔薄白,质淡红。法拟:养心和络,兼以安神。

炙甘草 12 g	五味子 6 g	川连 6 g	丹参 30 g
红枣 15 g	太子参 20 g	苦参片 15 g	黄芪 30 g
炒枣仁 15 g^打	麦冬 12 g	炒延胡 12 g	灵芝 12 g
茯神 15 g			

7 剂,水煎服,每日一剂。

复诊:

药后心悸好转,纳可,胸闷已减,时或入夜肢楚。脉细结代,苔薄白腻,质淡红。

拟方:

炙甘草 12 g	生白芍 6 g	延胡索 15 g	当归 10 g
丹参 20 g	太子参 20 g	苦参片 20 g	灵芝 12 g
炒枣仁 20 g^打	香谷芽 30 g	麦冬 12 g	川连 6 g
黄芪 30 g	茯神 15 g	红枣 15 g	

7 剂,水煎服,每日一剂。

按:病毒性心肌炎恢复期外邪已退,正气半复,心气不运,往往脉结代多见,茅老以"炙甘草汤"化裁,加专药苦参、川连、茯神、灵芝以治早搏。

心包积液

顾某　女　33 岁

缩窄性心包炎史 6 年,两下肢散在紫斑一年,心悸时作,气急,心前区不痛,纳可。脉细数而结,苔薄白腻,质淡红。心电图示:异位心律,房颤,室早,不完全性右束支传导阻滞。胸透:心包积液,缩窄性心包炎。

证系水气凌心,心脉失和,法拟利水宁心,兼以化瘀。

茯苓 20 g	泽兰叶 10 g	炒甜葶苈 10 g	灵芝 12 g
泽泻 20 g	丹参 20 g	大枣 15 g	黄芪 20 g
炒车前子 15 g^{包入}	川牛膝 12 g	苦参片 15 g	银花 20 g

7 剂,水煎服,每日一剂。

按:茅老治心包积液常以"葶苈大枣泻肺汤"为主,配以利水泻湿之茯苓、车前子、泽兰泻对症治疗。

心动过缓

戴某　男　32 岁

左胸闷满疼痛时剧 2 个月,无咳嗽,心悸,之前有感冒史,阵发性心前区剧痛彻背,胸闷、气急。脉缓,苔薄黄腻,质淡红。拟方瓜蒌薤白汤合麻附细辛汤。

瓜蒌 15 g	薤白 10 g	丹参 30 g	川芎 10 g
炙麻黄 6 g	附子 6 g	细辛 5 g	佛手 10 g
红花 10 g	赤芍 10 g	炙甘草 10 g	

7 剂,水煎服,每日一剂。

按:茅老治心动过缓常以"麻附细辛汤"加减治疗,胸闷胸痛合瓜蒌薤白汤以温通心阳。

心律不齐

袁某　男　35 岁

心悸时作,动则气短,胸闷。脉形细数,苔薄白中略花剥,质略嫩(脉搏 96 次/分)。

证系心之气阴不足,心脉失和,心神失宁,法拟养心宁神和络。

太子参 20 g	玉竹 30 g	紫丹参 30 g	炒枣仁 20 g^打
麦冬 12 g	黄芪 30 g	正川芎 10 g	炙远志 4 g
北五味 6 g	灵芝 12 g	广郁金 10 g	云茯神 15 g
枇杷叶 12 g^{去毛}	炙甘草 6 g	香谷芽 30 g	

7 剂,水煎服,每日一剂。

> **按**:茅老治心律不齐经验,常辨证与辨病相结合,本例患者四诊合参气阴两虚。处方生脉经加减,方中玉竹、枣仁、远志、灵芝具有明显抗心律失常作用。

频发室早,病毒性心肌炎

袁某 女 37 岁

心悸,早搏少见,胸闷气短,夜寐可,大便溏软。脉细,苔薄白,质淡红。拟方:

炙甘草 12 g	北五味 6 g	黄连 6 g	紫丹参 30 g
潞党参 15 g	苦参片 30 g	灵芝 12 g	生龙齿 30 g^先
麦冬 12 g	炒延胡 15 g	炒枣仁 30 g^打	云茯神 24 g
黄芪 30 g	香谷芽 30 g		

7 剂,水煎服,每日一剂。

室早(偶发)

王某 男 33 岁

去年 10 月心悸、胸闷、气短,经上医大查诊,室早,经治好转,近仍胸闷,心悸易汗,平静时可见早搏。动态心电图示:偶发房早、室早。心电图示心率 57～60 次/分,脉细,苔薄白微黄,质淡红胖。脉搏 72 次/分,血压 136/88 mmHg。证属心之气阴不足,痰瘀阻痹,心脉失和,法拟养心宣痹,和络宁心。

炙甘草 10 g	北五味 6 g	紫丹参 30 g	灵芝 12 g
麦冬 12 g	黄芪 30 g	云茯苓 15 g	黄精 30 g
川芎 10 g	苦参片 15 g	川连 5 g	麦谷芽 30 g各
太子参 20 g			

7 剂,水煎服,每日一剂。

按: 茅老治室早常以炙甘草汤加减为主,本例患者四诊合参气阴不足,故去桂枝,和生脉散益气养阴,配苦参、川连对药治心律不齐。

室早(频发),病毒性心肌炎

仇某　男　27 岁

心悸、胸闷、气短,纳果少寐一月余,手抖。之前有感冒史,近偶感咽耗,ECG:频发室早。服美西律(慢心律)后早搏有减,近仍胸闷心悸,手抖易汗。脉濡数偶弦象,苔白腻,质略红。

证系外感风热夹湿内舍于心,心脉失和,心阴耗伤,脾运不健。法拟清热和络,养心健脾。

炙甘草 10 g	麦冬 12 g	炒延胡 15 g	紫丹参 30 g
云茯苓 15 g	云茯神 15 g	北五味 6 g	灵芝 15 g
麦谷芽 30 g各	太子参 20 g	苦参片 15 g	川黄连 6 g
生薏仁 15 g	银花 20 g	黄芪 15 g	

7 剂,水煎服,每日一剂。

复诊:

汤药配服普罗帕酮(心律平)每日 450 mg 后,室早基本控制,但纳食不香,纳后不胀,心悸不著,偶或泛恶,夜寐可,乏力形瘦,胸闷不著,烦躁。脉细数,未见结象,苔薄白腻,舌尖缘偏红。

证系心之气阴不足,心脉失和,心神失宁,法拟养心和络,宁心安神。

炙甘草 6 g	麦冬 12 g	黄连 6 g	苦参片 15 g
云茯苓 12 g	云茯神 12 g	北五味 6 g	炒延胡 12 g
炒谷芽 30 g	绿萼梅 6 g	太子参 20 g	丹参 30 g
玉竹 20 g	炙鸡内金 10 g	炒麦芽 30 g	灵芝 12 g

7剂,水煎服,每日一剂。

按:茅老治病毒性心肌炎、室早,首重辨证与辨病相结合,分清病程分期,急性期以祛邪为主兼以扶正,缓性期以扶正为主兼以祛邪,全程对症予川连、苦参对药抗心律失常。

（三十七）胸痹

胸 痹

丁某　女　54岁

咽耗且痛,左前胸闷时痛,纳谷不香。脉弦细数,苔白腻,质淡红。

证系痰瘀阻痹心脉,法拟化痰散瘀,养心和络。

郁金 12 g	红花 10 g	路路通 10 g	菊花 10 g
炒二芽 30 g^各	丹参 30 g	佛手片 10 g	炒延胡 15 g
白蔻仁 3 g^{后入}	川芎 10 g	降香 10 g	银花 30 g
茯苓 15 g			

7剂,水煎服,每日一剂。

复诊:

药后可,咽痛好转,略咽耗,胸闷。心前区闷痛减,略头晕,纳可,脉弦细,苔薄白腻,中根略厚,质淡红,手略麻,拟方仿前:

炒蒌皮 12 g	丹参 30 g	银花 30 g	绿梅花 6 g
茯苓 15 g	郁金 10 g	川芎 10 g	菊花 10 g
炒延胡 12 g	降香 6 g	红花 10 g	葛根 12 g
路路通 10 g			

7剂,水煎服,每日一剂。

按:茅老治胸痹,擅长用对药,"川芎配降香""佛手配路路通"能提高疗效。

胸　痹

沈某　女　63岁

胸闷气短，心悸不著，心前区痛不著，动则气短，自汗，口干不显，乏力肢楚。脉缓，苔薄白，质淡红略嫩。手指关节轻度变形，晨僵。

检查：ECG：T波低平。

证系心气阴不足，痰瘀阻痹，法拟化痰散瘀，养心和络。

炒蒌皮15 g	丹参30 g	太子参20 g	黄芪30 g
薤白头12 g	红花10 g	麦冬12 g	生山楂20 g
川芎10 g	佛手10 g	五味子6 g	玉竹30 g
川桂枝6 g	炙甘草6 g		

7剂，水煎服，每日一剂。

按：茅老对胸痹，心电图提示"心肌缺血"者，常用"瓜蒌薤白汤"合"冠心Ⅱ号方"加减，以增强宣痹开结之力，对改善胸闷、胸痛症状具有明显疗效。

胸　痹

陈某　女　59岁

夜寐一般，心前区压痛减，头部跳动亦轻，气短，太息，纳食不旺。脉滑弦，苔白腻，质紫气，拟方：

姜半夏10 g	炙甘草4 g	炒蒌皮15 g	丹参30 g
川芎12 g	橘红8 g	焦枳壳10 g	薤白头10 g
红花10 g	桃仁10 g	茯苓15 g	茯神15 g
制南星6 g	降香10 g	灵磁石30 g打先	炒枣仁30 g打
远志5 g			

7剂，水煎服，每日一剂。

按：茅老用"瓜蒌薤白汤"合"冠心Ⅱ号方"治胸痹，对改善心肌缺血及胸闷、胸痛症状疗效确切。

胸痹（隐性冠心病，胃炎）

陆某　女　53岁

乏力胸闷气短，心悸不甚，右胸隐痛，项强，纳食少。月经已绝四年，夜寐梦扰。脉细，苔薄微黄，质略淡嫩。

证系痰瘀阻痹，心脉失和，肝（胆）胃不和，拟方：

炒瓜蒌皮 15 g	广郁金 12 g	路路通 10 g	青龙齿 20 g打,先
薤白头 10 g	丹参 20 g	生山楂 20 g	粉葛根 15 g
正光杏 10 g	藏红花 6 g	佛手 10 g	金钱草 30 g
黄芩 10 g	炒延胡 12 g		

7剂，水煎服，每日一剂。

按：茅老治胸痹擅用对药治疗：常用"瓜蒌配薤白""佛手配路路通""丹参配红花"。

（三十八）血虚

贫　血

杨某　女　40岁

头昏乏力肢楚，下肢水肿，纳食不旺，月经已净。B超示脾大。脉细苔薄白质淡红，拟归脾汤：

潞党参 12 g	炙黄芪 30 g	仙鹤草 30 g	炒杜仲 15 g
焦白术 10 g	广皮 6 g	制首乌 15 g	狗脊 15 g
云茯苓 15 g	墨旱莲 15 g	甘杞子 15 g	香谷芽 30 g
泽泻 15 g			

7剂，水煎服，每日一剂。

按：脾为气血生化之源，脾虚则气血生化乏源。血虚不能上荣于头，则出现头晕乏力；血虚不能濡养筋脉经络，则出现肢体酸软无力；脾虚失于转输，气化不利，水液潴留，发为水肿。故治以健脾养血，利湿行水。

02　贫血、心脾两虚

陈某　女　37岁

头昏足轻,心悸怔忡,夜寐梦扰,得之于十三年前分娩之后,以后月经周期正常,略量多,七天左右已,带下不多,尿黄。皮下出血斑散在,头晕则泛恶。脉细,苔薄白质淡白。

证系心脾两虚,冲任失调,予归脾汤。

潞党参 15 g	炒归身 10 g	炙远志 4 g	制首乌 15 g
焦白术 10 g	云茯神 15 g	墨旱莲 15 g	苎麻根 30 g
炙升麻 6 g	炙黄芪 50 g	炒枣仁 20 g打	仙鹤草 30 g
香谷芽 30 g	乌贼骨 20 g	炙牛角 20 g	

7剂,水煎服,每日一剂。

按:脾胃虚弱,生化之源不足,气血阴阳亏乏,脏腑功能失调,致心神失养,发为心悸。脾主统血,脾虚不能固摄血液,则见皮下瘀点、瘀斑。治以补血养心,益气安神。

03　血虚　月经淋漓

杜某　女　30岁

月经周期可,唯淋漓量多,七天左右已。皮下出血斑时现,乏力,肢楚,心悸烦乱,少寐,时或神怠嗜睡。三年来查血 PLT$(30\sim40)\times10^9$/L,WBC 3.3×10^9/L 左右。脉细,苔薄白,质嫩,时缘有齿印。

证系气血两虚,法拟益气养血,补气摄血。

炙黄芪 50 g	墨旱莲 18 g	仙鹤草 40 g	炙牛角 20 g
粉归身 10 g	熟女贞子 15 g	制首乌 15 g	侧柏叶 12 g
干地黄 15 g	灵芝 15 g	炒槐花 15 g	杭白芍 10 g
云茯神 15 g	香谷芽 30 g		

7剂,水煎服,每日一剂。

复诊：

皮下出血斑少，带下黄多稠黏，腰酸，无瘙痒。脉细，苔薄白腻，质淡红。拟方：

炙黄芪 50 g	熟女贞子 15 g	制首乌 15 g	银花 30 g
粉归身 10 g	灵芝 15 g	海螵蛸 30 g	生槐花 15 g
墨旱莲 18 g	仙鹤草 50 g	蒲公英 15 g	苎麻根 20 g
香谷芽 30 g			

7 剂，水煎服，每日一剂。

按：脾胃虚弱，生化之源不足，气血阴阳亏乏，脏腑功能失调，致心神失养，发为心悸烦乱、少寐等。脾主统血，脾虚不能固摄血液，则见皮下瘀点瘀斑。临证出现带下黄多稠黏，腰酸，无瘙痒，可加清热利湿、补益肝肾的药物。

（三十九）阳虚

足冷（阳虚寒凝证）

丛某　男　53 岁

慢胆史，近右胁不痛，唯下肢清冷，足汗少，右足背动脉正常，左细小，脉细，苔薄白质淡紫。

证系阳虚血凝。拟温阳和络，方用当归四逆汤。

当归 15 g	北细辛 5 g	淡附片 6 g	荆三棱 15 g
川桂枝 10 g	炙甘草 10 g	淡吴萸 5 g	蓬莪术 15 g
赤白芍 15 g各	川怀牛膝 15 g各	鸡血藤 30 g	丝瓜络 15 g
仙灵脾 12 g	大枣 20 g		

7 剂，水煎服，每日一剂。

按：证属先天肾气怯弱，加之年老体虚，寒邪由表入里，深伏血分，日久沉寒冷踞经络，致血脉痹阻，虚实夹杂，以温肾助阳为主，活血通络为辅。

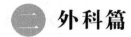

二　外科篇

（一）颈椎病

颈椎病　椎体血管供血不足

金某　男　56 岁

　　头晕项强,右肩时酸痛牵强,颈关节屈伸利一年余,左手颤抖无力,肌肉瘦削,腰膝酸软,脉弦细,舌苔细腻质淡红。X 线提示:颈椎退行性变。证属肾虚骨弱,脉络失和。治宜益肾壮骨,和络通脑,舒筋活血。

紫贝齿 30 g^{打,先}	炒白芍 30 g	鸡血藤 20 g	伸筋草 15 g
牡丹皮 30 g	粉葛根 30 g	炙甘草 10 g	片姜黄 12 g
炒杜仲 15 g	寻骨风 12 g	威灵仙 20 g	丝瓜络 15 g
怀牛膝 15 g	淡全虫 5 g		

7 剂,水煎服,每日一剂。

复诊:

　　加:甘菊花 12 g、丹参 30 g、正川芎 10 g、徐长卿 20 g

　　按:患者病久耗伤气血,应注意调气养血,补益肝肾;如有痰瘀相结,当化痰行瘀血,畅达经络;若寒热并存,虚实夹杂者,当明辨标本虚实而兼顾之。

颈椎退行性病变　椎体供血不足

李某　女　40 岁

　　颈椎牵强,右肩酸楚,举掉不利,头晕目眩,月经正常。脉细,舌苔腻,质淡红,背痛。颈椎片:C4—C5 增生。

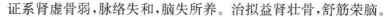

证系肾虚骨弱,脉络失和,脑失所养。治拟益肾壮骨,舒筋荣脑。

紫贝齿 30 g^{打,先}	炒白芍 20 g	片姜黄 12 g	伸筋草 15 g
粉葛根 24 g	炙甘草 6 g	甘菊花 12 g	徐长卿 20 g
威灵仙 18 g	丝瓜络 15 g	正川芎 10 g	

7 剂,水煎服,每日一剂。

按:风、寒、湿、热、痰、瘀等邪气滞留肢体筋脉、关节、肌肉,经脉闭阻,不通则痛,为本病的基本病机。

(二)腰腿病(坐骨神经痛)

根性坐骨神经痛

施某 女 60 岁

两侧腰部酸楚,牵引右臀腿已 9 天。脉弦细,苔薄白腻,质略嫩红。X 片:L2—L4 前缘骨质增生。

证系肾虚骨弱,脉络失和。治宜益肾壮骨,和络止痛,予独活寄生汤。

川独活 10 g	威灵仙 15 g	制川乌 6 g	怀牛膝 15 g
桑寄生 15 g	细辛 4 g	炒杜仲 15 g	狗脊 15 g
防风 12 g	炒川断 10 g	伸筋草 15 g	丝瓜络 12 g
秦艽 15 g			

7 剂,水煎服,每日一剂。

按:久痹正虚者,应重视扶正,补肝肾、益气血是常用之法。

坐骨神经痛

龚某 男 41 岁

左侧腿酸痛且冷一月余,步履不便。脉细,舌薄白腻,质淡白略紫。

证系肾虚骨弱,脉络失和。治宜益肾壮骨,祛风散寒化湿,和络止痛。予独活寄生汤。

川独活 10 g	制川草乌 6 g^各	老鹳草 15 g	六轴子 3 g
桑寄生 15 g	北细辛 5 g	防风己 10 g^各	威灵仙 18 g
左秦艽 12 g	川怀牛膝 15 g^各	徐长卿 20 g	当归 10 g
焙蜈蚣 2 条	淡金虫 5 g	丝瓜络 15 g	

7剂,水煎服,每日一剂。

按:本病预后与感邪的轻重、患者体质的强弱、治疗是否及时以及病后的颐养等因素密切相关。一般来说,痹证初发,正气尚未大虚,病邪轻浅,采取及时有效的治疗,多可痊愈。

(三)腰椎病

腰痹　腰椎增生

俞某　女　48岁

近10天来腰脊酸痛,下引右腿足发麻,月经正常。脉弦细,舌苔白,质淡红。腰椎片:腰椎增生(L3、L4)。证属肾虚骨弱,脉络失和,法宜益肾壮骨,和络止痛。

制川草乌 10 g^各	防风己 10 g^各	正川芎 10 g	徐长卿 20 g
六轴子 3 g	桑寄生 15 g	北细辛 5 g	怀牛膝 12 g
淡全虫 5 g	左秦艽 15 g	当归 10 g	宣木瓜 12 g
老鹳草 15 g			

7剂,水煎服,每日一剂。

按:病初邪在经脉,累及筋骨、肌肉、关节,日久耗伤气血,损及肝肾,虚实相兼。痹证日久,也可由经络累及脏腑,出现相应的脏腑病变。

02　颈、腰椎痛

俞某　男　70岁

颈、腰椎侧弯,根性坐骨神经痛,左侧肩周炎。高血压病史,颈椎酸楚,左肩举掉可,右腹痛酸胀,下午为甚,肢冷,步履不便。脉弦细,苔薄白,质淡红。血压 160/78 mmHg。证属肝肾不足,血脉失和。治宜益肾平肝,壮肾和络。

甘菊花 12 g	威灵仙 20 g	怀牛膝 15 g	伸筋草 15 g
丝瓜络 15 g	粉葛根 20 g	炒杜仲 15 g	宣木瓜 10 g
鸡血藤 20 g	片姜黄 12 g	金狗脊 15 g	炒白芍 20 g
粉甘草 6 g			

7 剂,水煎服,每日一剂。

按:痹证的治疗还应重视养血活血,即所谓"治风先治血,血行风自灭",本方芍药甘草汤缓急止痛。

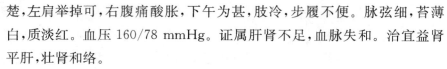

03 腰椎退变

包某 女 53 岁

腰酸右甚,近左腰亦感酸楚,尿少,月经已绝三年,带下少,脉细,苔黄腻,质红。X 片:腰椎 L1—L5 退变。证拟肾虚骨弱,脉络失和,法宜益肾壮骨,和络止痛。

当归 15 g	炒川断 10 g	威灵仙 20 g	徐长卿 20 g
正川芎 10 g	金狗脊 15 g	焦白术 10 g	制乳没 6 g各
炒杜仲 15 g	怀牛膝 15 g	炒延胡 15 g	海桐皮 10 g
丝瓜藤 12 g			

7 剂,水煎服,每日一剂。

按:治寒宜结合温阳补火,即所谓"阳气并则阴凝散";治湿宜结合健脾益气,即所谓"脾旺能胜湿,气足无顽麻"。

（四）痹病

风湿病

陆某　女　24岁

八年前患风湿，经针灸治疗好转，近日后背四肢关节疼痛以两膝为甚。头痛以后脑为主（针灸处）。今查尿（一），ESR：5 mm/h，ASO＜500 IU/ml。咽部经常板痛，感冒后更甚。脉细数，苔薄白腻，质嫩，散在紫点。咽部黏膜殷红。

证系风湿热痹，脉络关节气血失和，法拟清热祛风化湿通络。

忍冬藤 40 g	片姜黄 12 g	威灵仙 15 g	正川芎 10 g
左秦艽 15 g	川牛膝 12 g	寻骨风 15 g	蔓荆子 10 g
汉防己 10 g	徐长卿 20 g	败酱草 30 g	络石藤 12 g
生薏仁 20 g	炒杜仲 15 g	丝瓜络 15 g	

7剂，水煎服，每日一剂。

按：本例患者系风湿热邪壅滞经脉，气血闭阻不通所致。咽喉板痛亦可加荆芥、牛蒡子、薄荷、桔梗疏风清热，解毒利咽。

风寒湿痹

陆某　女　46岁

肢体酸痛，畏寒肢冷，腰背酸痛，检查同前。头痛，胃痛，无泛酸。脉细，舌质白，质嫩，散在紫点。

证系风寒湿痹，脾肾不足，气血亏虚。法拟益肝肾，补气血，壮筋骨，祛风寒予独活寄生汤合蠲痹汤。

羌独活 10 g^各	防风己 10 g^各	怀牛膝 15 g	川桂枝 10 g
桑寄生 15 g	北细辛 4 g	片姜黄 12 g	当归 10 g
左秦艽 15 g	炒杜仲 15 g	潞党参 15 g	川芎 12 g
丝瓜络 12 g	千年健 15 g	炒白芍 15 g	炙甘草 6 g

7剂,水煎服,每日一剂。

按:痹症常缠绵难愈,需长期治疗,可将药物做成膏剂、丸剂,便于病人长期服用。除内服药物治疗外,可配合针灸、推拿、膏药外治。

03 风湿 根性坐骨神经痛

张某 女 54岁

头痛,四肢酸痛,以左腰腿酸痛为甚,脉弦细,苔薄白腻,质淡红。腰椎片示:腰椎退变(轻度)。

证系肾虚骨弱,脉络失和,风湿入络。法拟益肾壮骨,祛风化湿,通络止痛。

羌独活10 g各	威灵仙15 g	片姜黄12 g	六轴子3 g
桑寄生15 g	老鹳草15 g	汉防己12 g	炒杜仲15 g
左秦艽15 g	怀牛膝15 g	正川芎10 g	丝瓜络15 g
焙蜈蚣2条	淡全虫4 g		

7剂,水煎服,每日一剂。

按:本例患者系肝肾不足,筋脉失养,久病正虚者,应重视扶正。在祛风化湿,通络止痛的同时加入杜仲、牛膝、桑寄生补肝肾、强筋骨。

04 痹症(湿热痹)

李某 女 27岁

腰背酸痛10天,尿频急,月经正常,带下不多,尿色正常,双腿酸痛,无发热恶寒。脉细,苔薄白腻,质淡红。

证系风寒热邪入袭经络,脉络失和。法拟祛风化湿,清热舒筋和络止痛。

忍冬藤 40 g	络石藤 12 g	徐长卿 30 g	落得打 12 g
左秦艽 15 g	伸筋草 15 g	正川芎 10 g	肥桃仁 10 g
威灵仙 15 g	鸡血藤 30 g	生薏仁 30 g	生姜黄 12 g
川牛膝 15 g	淡全虫 5 g	丝瓜络 15 g	

7 剂,水煎服,每日一剂。

按:痹症治疗,治风宜重视养血活血,即所谓"治风先治血,血行风自灭"。

类风湿性关节炎 右跟骨骨刺

黄某 女 54 岁

指关节变形呈锤四年,月经已绝半年,身热烦躁。脉弦细数,苔薄白腻,质淡红,血压:126/80 mmHg、RF(±),右跟骨片:右跟骨骨刺(轻)。

证系肾虚火旺,风湿入袭经络关节,拟方滋肾潜阳,祛风化湿,通络止痛。

生地 15 g	忍冬藤 40 g	姜黄 12 g	络石藤 12 g
粉丹皮 10 g	左秦艽 15 g	川牛膝 15 g	汉防己 10 g
生牡蛎 30 g打先	威灵仙 15 g	徐长卿 20 g	丝瓜络 12 g
生薏仁 20 g	伸筋草 12 g		

7 剂,水煎服,每日一剂。

按:久痹正虚者,重视扶正,补肝肾、强筋骨、益气血是常用之法。

三 妇科篇

（一）痛经

 痛 经

陆某　女　22岁

月经先期二十余天一潮，经前一周始小腹隐痛，经前初行时剧痛，小腹胀痛且冷，量偏多，伴血块，六七天方已。两肋无不适。十岁时患甲肝有脾大史。脉细，苔薄白腻，质淡红。

证系冲任寒凝血瘀，湿热蕴胆，肝胃不和。拟温经散寒，行气和络，参以清化利胆，调和肝胃。

当归 10 g	炙甘草 6 g	郁金 10 g	蒲公英 20 g
川芎 6 g	炒延胡 15 g	金钱草 20 g	失笑散 12 g^{包入}
炒白芍 20 g	香白芷 10 g	苏梗 10 g	徐长卿 20 g
银花 30 g			

7剂，水煎服，每日一剂。

按：本病主系寒客冲任，血为寒凝，瘀滞冲任，气血运行不畅，不通则痛，故痛经发作。既往有甲肝病史，湿热蕴结冲任日久，可加重痛经。舌质淡红，苔薄白腻，脉细，为冲任寒凝血瘀，湿热蕴胆，肝胃不和之征。故治疗以温经散寒为大法，兼以清利肝胆，行气和络。

痛 经

苏某　女　50岁

月经周期可，唯经潮小腹冷痛作胀，经色紫暗有块，六七天已，痛剧欲呕。脉细,苔薄少,质偏红嫩。

证系冲任虚寒,气滞血络不畅,予温经行气,调经止痛。

当归 10 g	川芎 6 g	香白芷 10 g	失笑散 12 g^{包入}
炒白芍 10 g	艾叶 5 g	益母草 10 g	香附 12 g
炙甘草 10 g	炒延胡 15 g	麦冬 10 g	木香 6 g
台乌药 10 g	炒小茴 5 g	北细辛 4 g	

7 剂,水煎服,每日一剂。

按:经期产后,气血亏虚,感受寒邪,或过食寒凉生冷,寒客冲任,与血相搏,以致瘀阻冲任,气血凝滞不畅,不通则痛,故痛经发作。舌质偏红嫩,苔薄少,脉细为冲任虚寒,气滞血络不畅之征。故在温经散寒、行气通络的基础上,加以补肾调经之药。

03 痛 经

吴某 女 18 岁

经潮腹痛,周期准,六天左右已,经潮畏寒不著,经色红无血块,脉细,苔薄白,拟方:

当归 12 g	木香 6 g	附子 15 g	失笑散 15 g^{包入}
北细辛 4 g	炒白芍 30 g	天台乌 10 g	炒延胡 15 g
徐长卿 20 g	炙甘草 10 g	炒小茴 5 g	香白芷 6 g
益母草 12 g	川芎 6 g	艾叶 5 g	

7 剂,水煎服,每日一剂。

按:痛经的治疗原则,以调理冲任气血为主,临床根据不同证候辨证用药。本例患者先天肾气不足,加之经期气血下注于冲任,瘀滞不畅,故痛经发作;脉细,苔薄白,为肾气亏虚之征,本病虚实夹杂,故治以通经止痛为主,兼以滋阴补肾。

痛 经

严某 女 21岁

　　月经后期，四十天左右一潮，量偏多，色红伴血块，六七天已。经潮初三天小腹剧痛、发热，泛恶纳呆，烦躁郁怒。脉浮细数，苔薄白，质略红。

　　证系肝郁化热，气滞血瘀，地道不畅，法拟疏肝泄热，行气活血，调经止痛，予丹栀逍遥意。

软柴胡 10 g	粉丹皮 10 g	益母草 12 g	徐长卿 20 g
炒白芍 30 g	焦山栀 10 g	炒延胡 15 g	地骨皮 15 g
炙甘草 10 g	失笑散 12 g^{包入}	炒川楝 10 g	青蒿 15 g
竹茹 12 g	当归 10 g		

　　7剂，水煎服，每日一剂。

　　按：湿热蕴结冲任，气血运行不畅，经行之际气血下注冲任，胞脉气血壅滞，不通则痛，故痛经发作；湿热蕴结于肝胆，肝失疏泄，故烦躁郁怒；湿热困阻于脾胃，故泛恶纳呆。故治以疏肝泄热为主，兼以活血止痛。

（二）调经

 调 经

苏某 女 14岁

　　月经去年初潮，今年三月来潮后已三月余未行，小腹不痛。脉细，苔薄白，质淡红，面部散在痤疮，拟活血调经。

当归 12 g	益母草 15 g	软柴胡 10 g	紫丹参 15 g
炒白芍 10 g	散红花 10 g	泽兰叶 12 g	月月红 7 朵
正川芎 10 g	制香附 12 g	川牛膝 12 g	仙灵脾 12 g
肉苁蓉 12 g			

　　7剂，水煎服，每日一剂。

　　按：患者先天肾气不足，精血衰少，冲任气血不足，气为血之帅，气虚无力推动血行,日久致瘀阻冲任,血海不能满溢,故月经停闭。面部散在痤疮亦为瘀血所致。舌质淡红,苔薄白,脉细,提示本例患者以虚为本,瘀血为标,故治以补肾调经,活血通经。

调　经

施某　女　35 岁

月经衍期 3 天未行,脉细苔薄白腻,质淡红,拟活血调经。

炒当归 20 g	肥桃仁 12 g^打	蓬莪术 15 g	赤芍 15 g
散红花 12 g	地鳖虫 10 g	怀牛藤 15 g^各	正川芎 12 g
益母草 18 g	荆三棱 15 g	丹参 30 g	急性子 6 g
炒五灵脂 12 g^{包入}	刘寄奴 15 g		

7 剂,水煎服,每日一剂。

按:中医认为经水出诸肾,月经不调和肾功能有关,与脾、肝、气血、冲脉、任脉、子宫也相关。月经过多,多是内热、血虚或血瘀,致使体内的血、满溢或无法统摄管理造成的,患者需要在平时多注意观察自身状况,从月经颜色来分辨。而月经量过少,多为血虚、血瘀、痰湿、气滞阻塞了气血的通路,使血行不畅所导致。本案为痰湿阻滞导致月经后期,证见经期延后,量少,色淡红,无块,或少腹疼痛;或头晕眼花,心悸少寐,面色苍白或萎黄,舌质淡红,脉细弱,拟该方,活血调经,促血行。

(三) 闭经

闭　经

王某　女　43 岁

上环,月经未潮,小腹作胀,两乳作胀,腰酸,带下少。B 超:子宫附件(—)。脉弦细,苔薄黄腻,质淡红。

证系肝郁气滞血瘀,冲任失调,拟疏肝理气活血通络。

软柴胡 10 g	赤芍 15 g	益母草 15 g	路路通 10 g
当归 15 g	肥桃仁 10 g	泽兰叶 12 g	开心果 10 g
正川芎 10 g	散红花 10 g	川牛膝 15 g	粉丹皮 10 g
失笑散 12 g^{包入}			

7 剂,水煎服,每日一剂。

按:本方为闭经,经量少,色紫红,有块,经行不畅;或伴小腹疼痛拒按,或有胸胁、乳房、少腹胀痛,脘闷不舒,舌质紫黑或有瘀点,舌薄白或薄黄,脉弦涩。方用疏肝解郁、因势利导等,活血调经通络。

02 闭 经

仇某 女 34 岁

"人流"已十四月,前三月月经如期来潮,后停经 40 天,服黄体酮经潮,至今年四月经停,至今未潮,服黄体酮亦未潮,形胖,"人流"后出血量多,曾输血,今腰酸不著,带下色白,略脱发,脉细,苔薄白腻,质淡红。

证系产时出血,胞宫受损,冲任失调,法拟益肾调冲,养血活血调经。

大熟地 12 g	肥桃仁 10 g^打	甘杞子 15 g	益母草 15 g
蒸萸肉 12 g	仙灵脾 15 g	正川芎 10 g	散红花 10 g
菟丝子 12 g	当归 15 g	杭白芍 10 g	泽兰叶 12 g
月月红 7 朵			

7 剂,水煎服,每日一剂。

按:患者肾气不足,精血衰少,冲任气血不足,血海空虚,不能按时满盈,故月经来迟;肾虚不能生化精血,髓海、腰府失养,故头晕耳鸣,腰酸腿软。精血不能上荣,故予以养血固肾,调经补肾。

闭　经

苏某　女　14岁

月经未潮,小腹不痛,脉细,苔薄白质淡红。拟活血调经。

软柴胡 10 g	丹参 10 g	泽兰叶 12 g	紫丹参 30 g
当归 20 g	益母草 15 g	肥桃仁 10 g	刘寄奴 12 g
炒赤芍 15 g	散红花 10 g	川牛膝 15 g	月月红 7 朵
苏薄荷 3 g			

7剂,水煎服,每日一剂。

按:肾气本虚,精血不足,伴腰骶酸痛,头晕耳鸣,面色晦暗,小便清长。

证系肾精不足,不能上荣于髓海,肾虚冲任不固。

 闭　经

苏某　女　14岁

月经三月余来潮,小腹不痛,口干。B超示:子宫小。脉细。苔厚白腻,质淡红。拟益肾养血,活血调冲。

当归 15 g	肥桃仁 10 g	肉苁蓉 12 g	软柴胡 10 g
炒白芍 10 g	散红花 10 g	仙灵脾 12 g	川牛膝 12 g
正川芎 10 g	益母草 15 g	泽兰叶 12 g	紫丹参 20 g
月月红 7 朵			

7剂,水煎服,每日一剂。

按:本案为闭经,经量少,色紫红,有块,经行不畅;或伴小腹疼痛拒按,或有胸胁、乳房、少腹胀痛,胸闷不舒,舌质紫黑或有瘀点,舌薄白或薄黄,脉弦涩。方用疏肝解郁,因势利导等方法,活血调经通络。

闭 经

黄某 女 34 岁

月经三月未潮,腹无所苦,胸闷,易郁易怒,多梦,形胖,脉弦细,苔薄白质淡红。拟疏肝调经。

软柴胡 10 g	正川芎 10 g	益母草 15 g	路路通 10 g
当归 15 g	肥桃仁 10 g	川牛膝 15 g	粉丹皮 10 g
赤芍 15 g	散红花 12 g	泽兰叶 12 g	刘寄奴 15 g
丹参 30 g	月月红 7 朵		

7 剂,水煎服,每日一剂。

按:当今女性面临社会压力增大,情志常常受到影响以致气郁,气郁首伤肝脏。肝主疏泄,疏可使气行而不滞,泄可使气散而不郁。疏泄正常则能维持全身气机畅达,一旦肝失条达则致气机郁结、疏泄失利,由郁而病,血脉瘀滞,发为月经后期。如《普济方·妇人诸疾门》所言:"妇人室女以肝气为主,盖肝乃血之府库,肝既受病,经候衍期,或多或少,或闭断不通。"症见月经后期,经前乳胀或胸胁痛胀,平素闷闷不乐或烦躁易怒,舌红苔薄,脉弦。治遵调达木郁之旨,疏通气血贯穿始终,如《素问·至真要大论》云:"疏其气血,令其条达,而致和平"。

06 **闭 经**

黄某 女 20 岁

月经三月未潮,小腹不胀,面部两耳时热。B超子宫偏少,附件未见块。脉弦细,苔薄黄,质红嫩。

证系肝郁化热,肾阳不足,冲任失调,拟疏肝解郁,益肾调冲为法。

软柴胡 10 g	粉丹皮 10 g	益母草 18 g	泽兰叶 12 g
地骨皮 15 g	散红花 12 g	川牛膝 15 g	月月红 7 朵
大生地 15 g	丹参 30 g	当归 12 g	肥桃仁 10 g^打

7 剂,水煎服,每日一剂。

按：《女科经纶》引王子亨方论曰："经者常候也，谓候其一身之阴阳愆伏，知其安危，故每月一至，太过不及，皆为不调，阳太过则先期而至，阴不及则后时而来；其有乍多乍少，断绝不行，崩漏不止，皆由阴阳盛衰所致。"该患者为肾阳不足之月经失调，后期而行，又兼夹肝郁化热，上热下寒。予以解郁清热，温补肾阳，使得阴阳调和，月经周期方能得以调整。

（四）月经先期

月经先期

俞某 女 30 岁

月经先期二十天左右一潮，七天左右已，小腹不痛，头痛以前额为甚，带下量多，已婚三年未孕，因劳下肢水肿，近好转，纳食可。脉弦细，苔薄白腻略嫩。

证系肝郁化热，冲任失调，湿热下注，膀胱气化不利，拟疏肝泄热调冲，兼以清化下焦。

软柴胡 10 g	粉丹皮 10 g	败酱草 30 g	炒杜仲 15 g
炒白芍 10 g	墨旱莲 15 g	银花 30 g	凤尾草 20 g
焦山栀 10 g	炒黄芩 10 g	萹蓄草 20 g	生甘草 6 g
瞿麦 20 g			

7 剂，水煎服，每日一剂。

按：月经病的病机主要为冲任经脉之气血循行、盈虚消长而周期性满溢失和所致。月经虽是脏腑、气血、经络作用于胞宫的生理现象，但按《素问·上古天真论》女性年龄"七分法"论述其经孕衰绝生理，盖以"天癸"为最难增补，而以医药促进任通冲盛的疗法确有不少，故调经以任通冲盛最为重要。

月经先期的主要病机为冲气偏旺。月经血海周期性盈虚消长乃冲任经气推动使然，经气起伏及月经周期重阴转阳之变化常介于经间期，故经前冲气偏旺，本属自然。但若冲气过旺，化热则迫血妄行或灼伤络脉而致月经先期，热邪煎灼津液可见月经量减少。

月经先期

钱某某　女　26 岁

产后近四月,月经 20 天左右一潮,两三天已,量少,近带下略多,色白无异味,脐周时痛胀,便后好转。脉细,苔薄白腻,质略嫩红。

证系肝肾不足,冲任失调,湿热下注,带脉失固,拟滋补肝肾,调冲止带。

墨旱莲 20 g	炒杜仲 15 g	银花 30 g	炒生地 15 g
女贞子 15 g	败酱草 20 g	太子参 15 g	炒麦芽 30 g
仙鹤草 30 g	红藤 30 g	重楼 20 g	炒白术 15 g
炒枳壳 10 g			

7 剂,水煎服,每日一剂。

按:肝肾同居下焦,肾藏精,肝藏血,精血同源,同为月经的物质基础。肝主疏泄,司血海之定期蓄溢,肾主闭藏,使藏泻有序,经候自调。若肝脏功能受损,血海蓄溢失常,则月经异常。肾为先天之本,脾胃为后天之本,气血生化之源,以后天养先天,脾胃充盛,则冲脉之血盛,血旺而经调。肾气虚则冲任不固,封藏失司,经血妄行。在辨证论治的基础上,注重月经周期的阴阳消长,能够因势利导、顺水推舟、促进生理功能。

月经先期

陈某　女　40 岁

月经先期,半月又潮,腰酸甚,急躁易怒。已上环,平时带下时黄,经潮量偏多,伴血块,6 天左右已,经前乳胀。脉细弦数,苔薄白腻,质略红。

证系肝郁化热,肾虚冲任失调,予丹栀逍遥散意。

软柴胡 6 g	焦山栀 10 g	炒杜仲 15 g	炒黄芩 10 g
杭白芍 10 g	墨旱莲 15 g	金狗脊 15 g	炒归身 10 g
炒丹皮 10 g	熟大黄 12 g	炒生地 15 g .	仙鹤草 30 g
重楼 15 g			

7剂,水煎服,每日一剂。

按:《万氏妇科》云:"如性急躁,多怒多妒者,专其气血俱盛,具有郁也"。该患者因易怒伤肝,肝木郁久而化火、热扰冲任,经血妄行,故月经提前;肝郁疏泄失调,血海失司,故经量偏多;热灼于血,经色紫红,质稠有血块;气滞肝经,则经行乳胀;口苦咽干,舌略红苔薄白腻,脉细弦数,均为肝郁化热之象。方中牡丹皮、栀子、柴胡疏肝解郁,清热凉血;当归、白芍养血柔肝。诸药合用,使肝气畅达,肝热得清,热清血宁,则经水如期。

(五)月经后期

月经后期

范某 女 17岁

形胖,二月来潮,少腹无苦。脉细,苔薄白,质偏红,拟疏肝调冲。

软柴胡10g	益母草15g	正川芎10g	紫丹参30g
赤芍	红花12g	川牛膝15g	生山楂20g
当归须15g	桃仁12g	丹皮12g	泽泻30g
泽兰叶12g	生白术30g	月月红7朵	

7剂,水煎服,每日一剂。

按:肝主疏泄,肾主封藏,一开一阖,一泄一藏,协调互用,则月经藏泻正常,按时来潮;肝肾为冲任之本,肝藏血,肝血注于冲任,肝血充盈则月经调;任主胞胎,任脉通于肾,与肾密切相关。临证时往往肝肾同治,在辨证治疗肝郁气滞时,在疏肝的基础上酌加补肾养肝之品,以使补泄有度。

月经后期

徐某 女 26 岁

月经后期 8 天,初经色紫,量少,三日后转红,五六天已,经前胸闷,易郁易怒,纳食不香,带下不多,经前发热烦躁,劳则头痛,小腹微胀痛,带下不多,腰酸。脉弦细,苔白腻,质淡红。

证系肝郁气滞,脾气冲任失调。法拟疏肝解郁,养血健脾调冲,予逍遥意。

软柴胡 10 g	炒白芍 10 g	散红花 6 g	开心果 10 g
当归 10 g	益母草 15 g	天台乌 10 g	焦白术 10 g
正川芎 6 g	制香附 15 g	炒延胡 15 g	云苓神 15 g各

月月红 7 朵

7 剂,水煎服,每日一剂。

按:《素问·调经论》言:"血气不和,百病乃变化而生。"气机调畅,得以保持脏腑、经络、形体生理功能的正常发挥。气的充盛及其功能发挥离不开血液濡养,血液运行离不开气的推动,气行则血行,气滞则血结,气血密不可分。血和则肝和,血足则肝柔。肝气的疏泄功能关乎女子月经能否适时来潮,血病常累及气,气机调畅关乎女子行经能否通畅。经孕正常不离气血条畅,女性多为"阴常不足,阳常有余",加之经、带、胎、产等特殊的生理功能,使其易见肝郁之症,日久易伴见化热化瘀之象。故治疗月经病,常以疏肝养血为第一要务,凡符合气血失和,肝脾不调者,以逍遥散化裁用之,兼理气、清热、化瘀之法,而各有偏重,皆可奏效。

四　肿　瘤

（一）肺癌

 右肺胸膜癌

高某　男　67 岁

右侧胸腔积液,诊为右肺癌,近三月积水渐见增多,动则气短,咳嗽不著,夜寐不实,纳食少,大便溏薄,日三五次,述方:

炒葶苈 20 g^{包煎}	半边莲 20 g	山海螺 20 g	云苓神 20 g^各
大枣 15 g	重楼片 15 g	炒车前子 15 g^{包入}	建泽泻 30 g
炙桑皮 20 g	蜀羊泉 20 g	灵芝 15 g	露蜂房 6 g
银花 30 g	鱼腥草 30 g	太子参 20 g	香谷芽 30 g

7 剂,水煎服,每日一剂。

按:茅老认为肺癌引发的胸腔积液,扶正应注重健补脾、肺、肾,祛邪应注重化痰除饮并结合清热解毒、行气化瘀。

 右肺肺癌

徐某　男　67 岁

肺结核病史,三年前右上肺肺癌,重度恶变,经化疗后有所好转。去年八月鼻息肉摘除后,鼻额、右颞-下颌作痛时剧,鼻不塞。泛恶咳嗽,痰白不带血。脉弦细,苔厚腻,质胖淡红紫。

证系肺经热毒久蕴,肺窍失宣,脉络不和,不通则痛。

苍耳子 10 g	北细辛 5 g	徐长卿 30 g	焙蜈蚣 2 条
仙鹤草 30 g	辛夷花 5 g	天花粉 12 g	九香虫 5 g
炒延胡 15 g	露蜂房 6 g	蔓荆子 10 g	天冬 15 g
山海螺 20 g	正川芎 15 g	淡全虫 6 g	臭橘 12 g

7 剂,水煎服,每日一剂。

按: 本例患者有肺癌病史,在宣肺开窍同时考虑抗肿瘤,加入山海螺、露蜂房、九香虫、蜈蚣等。

03 右上肺周围型肺癌、乙状结肠癌

黄某 女 71 岁

因右上肺周围型肺癌、乙状结肠癌住院一周,近几日大便黏液血便,日二十次以上,量少,后重不畅,纳谷不香,口苦睑浮,拟方:

仙鹤草 30 g	凤尾草 30 g	半枝莲 30 g	北香皮 12 g
蜀羊泉 20 g	炒地榆 15 g	蛇舌草 30 g	白头翁 12 g
败酱草 20 g	炒银花 30 g	茯苓 15 g	细川连 5 g
生薏仁 30 g			

7 剂,水煎服,每日一剂。

按: 本例患者系大肠癌湿热壅滞证,治疗以清热解毒、活血消肿,可选用方剂较多,如:黄连解毒汤、四妙丸、槐花散、少腹逐瘀汤等加减。

04 肺癌骨转移

陆某 女 73 岁

头痛始于前额,渐向右颞转移,局部跳动,已历二月,胸 CT(-),食管咽部有板滞感,吞噬梗阻,胃镜(-)。脉细弦,苔薄腻,质淡红。

检: 左锁骨上淋巴结 1 cm×1 cm 质中可活动,胸部呈桶形,肋间饱满,心(-),肺叩诊过清音,腹平软,肝脾(-),墨菲征(-),胸透:左肺气肿,肺癌伴左下肺右第五肋骨转移及纵隔淋巴结肿;右侧少量胸腔积液,

两肺气肿。X线:颈椎退变。

证系痰瘀瘤毒蕴结于肺,拟清肺化痰,散瘀消癥。

正光杏 10 g	明天冬 12 g	露蜂房 6 g	大贝 12 g
炒蒌皮 15 g	银花 30 g	蜀羊泉 20 g	守宫 6 g
山海螺 20 g	半枝莲 30 g	山慈姑 10 g	生薏仁 30 g
甜葶苈 15 g^{包煎}	大枣 15 g	重楼片 15 g	

7剂,水煎服,每日一剂。

复诊:

咳嗽阵作,痰白,纳食不香,咽时痛,头痛以前额为甚,夜寐时不实,述方:

正光杏 10 g	山海螺 20 g	仙鹤草 20 g	炒葶苈 15 g
浙贝 12 g	明天冬 12 g	蜀羊泉 20 g	太子参 20 g
炒蒌皮 15 g	露蜂房 6 g	重楼片 15 g	灵芝 15 g
生薏仁 30 g	焙守宫 6 g	香谷芽 30 g	

7剂,水煎服,每日一剂。

按:茅老治疗肺癌兼顾肺、脾、肾三脏,从肺癌临床表现看治肺为治标,同时治疗脾肾则为治本,结合金水相生来调理肺脏的气血阴阳。

肺 癌

宋某 男 79岁

咳嗽剧,痰白,形瘦,胸痛,纳食可,述方:

正光杏 10 g	山海螺 20 g	蜀羊泉 20 g	蛇舌草 30 g
川贝 4 g^{研末冲服}	浙贝 10 g	露蜂房 6 g	重楼片 15 g
明天冬 15 g	炒蒌皮 15 g	仙鹤草 30 g	半枝莲 30 g
天竺子 6 g	炙枇杷叶 12 g	太子参 20 g	香谷芽 30 g

7剂,水煎服,每日一剂。

按:患者系肺癌,为痰瘀致病,邪毒内侵。治疗以解毒散结化痰为主,另外辅以养肺阴、益肺气之品。

（二）肝癌

肝癌，肝硬化

施某　男　54 岁

近一周来发热，咳嗽，痰不多，腹胀，尿黄少，两胁板滞，纳食不香，大便日二行，为软便。脉弦细数，苔薄黄腻，质偏红。

B超：肝硬化，占位（右叶 4.1 cm×4.5 cm）

胆囊结石（数枚，较大 1.4 cm×1.2 cm），胆囊炎

脾大（4.6 cm×16.4 cm），中等量腹水

证系痰瘀瘤毒蕴结，水聚成臌，法拟清化解毒，化痰散瘀，利水消臌。

银花 30 g	大腹皮 40 g	蓬莪术 20 g	青蒿 15 g
连翘 15 g	半枝莲 20 g	龙葵草 20 g	太子参 20 g
腹水草 30 g	重楼片 15 g	蛇莓 20 g	猪云苓 20 g各
炒麦芽 30 g	建泽泻 20 g	炒车前子 15 g包煎	

7 剂，水煎服，每日一剂。

按：本例患者痰瘀瘤毒蕴结，水聚成臌，发病与肝、脾两脏最为密切，属本虚标实。治疗以清化解毒，化痰散瘀，利水消臌并辅以健脾益气之品。

（三）乳癌

乳癌术后化疗

陆某　女　65 岁

今年正月左乳癌根除手术，术后创口愈合可，化疗后，牙齿松动折断。大便干结难解，纳少，二阴垂胀。脉细苔薄白，质淡红。

证系邪毒伤脾，脾运不健，中气虚损，法拟健脾益气补虚。

潞党参 12 g	生甘草 4 g	炙升麻 6 g	焦枳壳 15 g
焦白术 10 g	归身 10 g	软柴胡 6 g	生薏仁 15 g
黄芪 20 g	广皮 6 g	炒二芽 30 g各	焦六曲 15 g
绿豆衣 12 g	银花 20 g		

7 剂，水煎服，每日一剂。

按：本病属乳腺癌术后体质虚弱，术后耗伤气血，又行化疗，灼液耗津，内损脏腑。方选补中益气汤加减之，疗遵循祛邪不离扶正的原则。

（四）食管癌

食管中段癌术后

陈某　男　66 岁

3 月食管中段癌术后，经化疗。近纳食稍多则胀。脉细，苔薄白腻，质淡红。法拟健脾助运，消瘤解毒。

太子参 15 g	炙甘草 4 g	仙鹤草 20 g	蛇舌草 30 g
焦白术 10 g	广皮 6 g	败酱草 20 g	生薏仁 20 g
云苓 15 g	蜀羊泉 20 g	半枝莲 30 g	灵芝 12 g
香谷芽 30 g			

7 剂，水煎服，每日一剂。

按：茅老治疗肿瘤，十分注重调养脾胃，扶正抗癌，补"后天之本"。重视脾胃是对肿瘤治疗尤其是消化系统肿瘤，行之有效的方法。

（四）胃癌

胃癌术后

杨某　男　62 岁

去年八月行胃腺癌切除术，愈合可。4 个月后，腹壁小纤维瘤，纳食可。入院 CT：肝右外叶与残胃之间见软组织结节影，考虑胃左淋巴结增大，与外院 CT 比，其形态大小相似，脾脏增大，肝脾未见占位。近月来形体消瘦，纳可，夜寐实，大便软，日二次。脉细，苔薄微黄中剥，质红嫩，近月仍化疗。

检查：

B 超：脾大（4.3 cm×14.3 cm）、肝脾未见异常；白细胞计数 4.1×10^9/L、红细胞计数 2.6×$10^1$2/L、血红蛋白 10 g/L、血小板计数 76×10^9/L。

法拟健脾益气，消瘤解毒，予以养血。

太子参 15 g	炙甘草 4 g	仙鹤草 30 g	生薏仁 30 g
焦白术 10 g	广皮 6 g	蜀羊泉 20 g	灵芝 15 g
云苓 15 g	炙黄芪 30 g	败酱草 20 g	丹参 30 g
香谷芽 30 g			

7 剂，水煎服，每日一剂。

按：胃癌术后化疗，化疗后骨髓抑制，加之手术等损伤脾胃，脾虚气弱，不能运化。宜健脾益气兼以抗癌之法，对于久病体虚患者，应坚持长期服用，巩固疗效。

02 胃 癌

黄某 女 58 岁

药后纳食可，大便正常，无黑便，胃部不痛。脉细，苔薄白腻，质略嫩。

蜀羊泉 20 g	石打穿 15 g	生薏仁 30 g	焦白术 10 g
仙鹤草 20 g	半枝莲 30 g	重楼片 15 g	云苓 15 g
败酱草 20 g	蛇舌草 30 g	太子参 20 g	炙甘草 4 g
广皮 6 g	黄芪 30 g	香谷芽 30 g	

7 剂，水煎服，每日一剂。

按：本方解毒散结抗癌同时健脾益气扶正，注意固护"后天之本"。

03 胃癌术后

陈某 男 60岁

喉时有物梗感,纳平,大便近可,脉弦细,苔薄白腻,质略嫩。胃部重胀感。

蜀羊泉 20 g	生薏仁 30 g	太子参 20 g	炙甘草 4 g
败酱草 20 g	半枝莲 30 g	焦白术 10 g	姜半夏 10 g
仙鹤草 30 g	蛇舌草 30 g	云苓 15 g	苏梗片 10 g
天花粉 12 g	香谷芽 30 g		

7剂,水煎服,每日一剂。

按:肿瘤患者多有脾胃虚弱症状,特别是消化系统肿瘤患者及手术后、放化疗后的患者,茅老治疗此类患者多从健脾和胃、抗癌入手,本方补益、消导、抗癌共具。

复诊:

喉头物梗感如前,纳少,脘部垂胀,夜寐时或不实,大便时或干结,脉弦细,苔白腻,质淡红。PLT:80×10^9/L。

证系健脾解毒养血。

太子参 20 g	炙甘草 4 g	蜀羊泉 20 g	半枝莲 20 g
焦白术 10 g	广皮 6 g	仙鹤草 30 g	灵芝 12 g
云苓神 20 g各	生熟薏仁 12 g各	败酱草 20 g	香谷芽 30 g
苏梗片 10 g	绿梅花 6 g		

7剂,水煎服,每日一剂。

按:方中加熟薏苡仁,炒用健脾更加,本品药性药力和缓,正合久病体虚之人。

04 胃窦癌肝转移

邵某 男 78岁

黄疸,纳食尚可,夜寐尚可,右胁板滞,大便可,尿黄赤。脉弦细,苔薄

黄腻,质淡红略紫,拟方:

西茵陈 40 g	蓬莪术 30 g	半枝莲 30 g	生薏仁 30 g
广郁金 20 g	菝葜 20 g	蛇舌草 30 g	路路通 10 g
石见穿 20 g	蜀羊泉 20 g	重楼片 30 g	王不留行 10 g
灵芝 15 g	炒谷芽 30 g		

7剂,水煎服,每日一剂。

按:本例系晚期胃癌,在辨证用药准确的情况下还是有明显疗效的。胃癌中医治疗,除健脾扶正外,理气软坚常必不可少。注意:毋滥施苦寒之品,影响胃的受纳功能。

(五)胰头癌

 ## 胰头癌术后

张某　女　72岁

纳食可,便溏,日2~3次,无黏冻,不发热,述方:

炒党参 12 g	炒山药 24 g	焦楂曲 15 g各	败酱草 20 g
焦白术 10 g	炒扁豆 12 g	香谷芽 30 g	蜀羊泉 20 g
云茯苓 15 g	生熟薏仁 12 g各	仙鹤草 20 g	半枝莲 20 g
广皮 6 g	西砂仁 2 g后入		

7剂,水煎服,每日一剂。

按:肿瘤患者多脾胃虚弱,茅老诊病极重视培补后天,益脾养胃。补脾气多选异功散、六君子汤、参苓白术散等方,以守中土,调补脾胃,获效甚佳。

晚期胰头癌

曹某某　男　78岁

黄疸较深,气急发热,二便可,有汗不多,舌淡苔黄腻,脉弦略滑。

西茵陈 30 g	连翘 15 g	云苓泻 20 g^各	太子参 20 g
广郁金 15 g	青蒿 15 g	半边莲 20 g	炒谷芽 30 g
银花 30 g	大腹皮 20 g	重楼片 15 g	菝葜 20 g
金钱草 20 g	茯苓 10 g		

7剂,水煎服,每日一剂。

按:茅老临床诊病常中西医结合治疗。本例患者黄疸、气急发热,在口服中药利胆解毒退黄的同时,配合西医支持及对症治疗,用地塞米松＋先锋铋。

03 胰头癌伴肝转移

邵某 男 78岁

面目身黄与日俱增,右上肢右胁板滞作胀,纳减,大便日二三次,量少,尿黄少。脉弦细,苔薄白,质淡紫。

CT:胰头癌肝转移。

证系瘤毒瘀血,蕴结胰肝,胆道疏泄不利,胆汁不循常道,法拟消瘤化瘀解毒,疏泄肝胆,利胆退黄。

西茵陈 30 g	石见穿 20 g	半枝莲 30 g	炮山甲 10 g
广郁金 15 g	路路通 10 g	重楼片 15 g	蜀羊泉 20 g
金钱草 30 g	赤芍 30 g	蛇舌草 30 g	菝葜 20 g
龙葵草 20 g	炒麦芽 30 g	灵芝 15 g	

7剂,水煎服,每日一剂。

复诊:

黄疸较深,形瘦,尿黄,气急,腹水,纳食不能,述方:

西茵陈 30 g	蜀羊泉 20 g	腹水草 20 g	石见穿 15 g
广郁金 10 g	蓬莪术 20 g	生薏仁 30 g	王不留行 10 g
半边莲 20 g	大腹皮 20 g	猪苓泻 15 g^各	太子参 20 g
炒麦芽 30 g	焙守宫 6 g	金钱草 30 g	

7剂,水煎服,每日一剂。

　　按:本例患者胰腺癌肝转移,导致上腹不适、胁肋胀痛、黄疸等,初治消瘤化瘀解毒,疏泄肝胆,利胆退黄。复诊气急,腹水,黄疸加重,则以解毒抗癌、健脾益气利水为法。

五 其 他

（一）耳聋

肾虚耳聋 轻慢性支气管炎

樊某 男 62 岁

腰酸耳鸣聋数年，近两月为甚，头昏形疲，纳食不旺，嗜酒。脉细，苔薄白质淡红。证属肾虚外窍，失养欠聪，痰饮伏肺，肺肾两虚。治宜益肾利窍，化痰饮，纳肾气，予左慈意。

大熟地 12 g	云苓 12 g	北五味 10 g	广郁金 12 g
蒸萸肉 15 g	泽泻 1 g	灵磁石 30 g^{打,先}	菟丝子 12 g
怀山药 30 g	粉丹皮 10 g	石菖蒲 6 g	佛耳草 15 g
香谷芽 30 g			

7 剂，水煎服，每日一剂。

复诊：

药后咳嗽已止，耳聋有所改善，腰酸纳旺，脉细苔薄白腻，质淡红。

大熟地 15 g	云茯苓 15 g	泽泻 15 g	北五味 10 g
广皮 6 g	蒸萸肉 15 g	粉丹皮 10 g	炒杜仲 15 g
香谷芽 30 g	怀山药 30 g	灵磁石 30 g^{打先}	菟丝子 12 g
甘杞子 15 g	广郁金 10 g	石菖蒲 6 g	

7 剂，水煎服，每日一剂。

按：对于五官科的常见病，尤其是耳鸣、耳聋病的中医治疗上，无论是内服还是外治，治病思路则是"以通为则"。"通"意为无堵塞，通达四方之意，乃调治百病之则。所谓的通法治病不仅仅是体现在祛除病理产物，恢复腔、管、窍等通道的畅通上，如以泄热通腑治疗乳蛾，以解毒排脓治疗鼻渊。而更多的应表现在促使上下阴阳的衔接转化,表里经络气血的沟通荣养,此可体现在培土生金、调气通窍、滋阴降火等方式上,正如清代李宗源在《医纲提要》中所讲:"通之义有三:一曰宣通,二曰攻通,三曰旁通。""通之道"可脱胎于汗、吐、下、和、温、清、消、补,落脚于阴阳、寒热、虚实、上下进行辨证,凡是可以促进脏腑、经络、血脉通畅的方法都可理解为广义的"通法"。这样更能方便我们正确合理地辨证,灵活地治疗。

(二)肥胖

肥胖病　月经后期

金某某　女　17 岁

形胖,面部痤疮散在,月经失调,今已二月未潮,小腹不痛。脉弦细,苔薄白,质尖略红。

证系肝郁痰湿内盛,血瘀冲任失调。法拟疏肝化痰除湿,行血调冲。予逍遥、苍附导痰,桃红四物意。

软柴胡 10 g	丹参 30 g	川芎 10 g	建泽泻 30 g
当归 10 g	生山楂 20 g	益母草 15 g	粉丹皮 12 g
赤芍 15 g	散红花 10 g	川牛膝 15 g	生牡蛎 40 g^{打先}

月月红 7 朵

7 剂,水煎服,每日一剂。

按:素体肥胖肝气郁结,加上痰湿阻滞,气血不畅,冲任壅塞,则月经后期、面部痤疮;治以化痰除湿,活血调经。痰多黏腻者,加瓜蒌壳、胆南星以清热化痰;腰膝酸痛者,加杜仲、续断、菟丝子以补肾强腰。

（三）面瘫

面瘫（周围性）

官某　男　16 岁

左面麻木,口角右歪,已历 7 天。脉弦细,苔薄白腻,质红嫩。

内服方:明天麻 4 g　　制南星 4 g　　白芷 4 g　　淡全虫 2 g
　　　　炒僵蚕 4 g

5 剂,水煎服,每日一剂。

外用方:天麻 6 份　　制南星 6 份　　白芷 6 份　　金蝎 1 份
　　　　僵蚕 16 份

共研细末,以蟮血调敷左面颊部。一日一次。

左侧面瘫

刘某　女　34 岁

左上第一、三磨牙龋蚀作痛,手足心热一周余。昨晨觉舌麻,面向右歪,左耳后颊部酸胀。脉弦数,苔薄黄腻,质偏红。

证系外感风热邪毒,法拟清热祛风和络。

制白附子 6 g　　银花 30 g　　板蓝根 15 g　　干地龙 15 g
炒僵蚕 10 g　　连翘 15 g　　桑菊花 10 g各　　生甘草 6 g
淡全虫 5 g　　净蝉衣 6 g　　嫩钩藤 20 g后下　　正川芎 10 g
明天麻 10 g　　白蒺藜 15 g

7 剂,水煎服,每日一剂。

二诊:

左侧面瘫药后有所进展,脉弦细,苔薄白腻,微黄,质偏红。

制白附子 6 g	干地龙 12 g	嫩钩藤 15 g^{后下}	生薏仁 30 g
炒僵蚕 10 g	甘菊花 10 g	板蓝根 15 g	香白芷 4 g
淡全虫 4 g	正川芎 6 g	银花 30 g	连翘 10 g
丝瓜络 12 g			

7 剂,水煎服,每日一剂。

三诊:

左侧面瘫有好转,脉细,苔薄黄质红,拟方仿前:

制白附子 6 g	甘菊花 1 g	正川芎 6 g	板蓝根 15 g
炒僵蚕 10 g	地龙 12 g	鸡血藤 15 g	丝瓜络 15 g
淡全虫 5 g	嫩防风 6 g	嫩钩藤 15 g	当归 10 g
云苓 15 g			

7 剂,水煎服,每日一剂。

按:在急性期(一周以内)应以祛风散寒、解痉通络为法而在恢复期(一周以上)则重在益气通络。

(四) 面肌痉挛

面肌痉挛

张某　女　50 岁

右侧面肌痉挛已 1 年余,情绪紧张,夜寐不实。脉弦细,苔薄白腻,质偏红衬紫气。证属肝郁化热,肝之阴血不足,痰瘀阻痹,心神失宁生风。拟疏肝柔养,化痰散瘀,宁心安神,息风止痉。

生白芍 30 g	嫩钩藤 20 g^{后入}	制白附子 6 g	紫丹参 30 g
炙甘草 10 g	炒僵蚕 10 g	淡全虫 5 g	白及片 12 g
甘菊花 10 g	白蒺藜 20 g	焙蜈蚣 2 条	灵磁石 30 g^{打·先}
云茯神 20 g			

7 剂,水煎服,每日一剂。

二诊：

药后有所改善，时或身热烦躁，口微干咽时痛。脉弦细数，舌苔白腻质略红。拟方仿前：

杭白芍 30 g	炒僵蚕 12 g	甘菊花 12 g	白及片 12 g
粉甘草 10 g	淡全虫 5 g	嫩钩藤 20 g后下	生牡蛎 40 g打,先
制白附子 6 g	焙蜈蚣 2 条	细生地 15 g	灵磁石 30 g打,先
丹参 30 g			

7 剂，水煎服，每日一剂。

三诊：

左头面部板滞不痛，眼睑作胀，夜寐不实，口干饮不多，脉弦细，苔白腻，质淡红。尿意频急痛三天，腹胀胃部不适。

证系肝风内动，脑络失和。法拟平肝息风，和络荣脑，宁心安神。

制白附子 6 g	香白芷 6 g	紫丹参 30 g	嫩钩藤 20 g后入
炒僵蚕 10 g	粉葛根 20 g	杭白芍 30 g	白蒺藜 18 g
淡全虫 5 g	正川芎 10 g	炙甘草 10 g	焙蜈蚣 2 条
云茯神 30 g	夜交藤 60 g		

7 剂，水煎服，每日一剂。

按：肝乃风木之脏，其性主动主升，肝气郁结，日久化火，痰瘀阻络，气血不畅，心失所养，故治疗时应注重疏散肝郁，化痰息风，滋养肝阴。

（五）视神经炎

视神经乳头炎　慢性胃炎

秦某　女　60 岁

右眼视力模糊，眼前条状障目，已历二月。经上海眼科医院查诊视神经乳头炎，水肿充血，小出血点，用了丹参注射液、泼尼松，进展不快，纳食不香，纳后腹胀，夜寐不实，思绪不稳。脉细数，苔中根白腻尖可，舌质淡红。证属肝肾不足，水湿瘀血蕴结肝窍，脾运不健，心神失养，法拟益肝肾

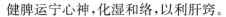

健脾运宁心神,化湿和络,以利肝窍。

甘菊花 10 g	蒸萸肉 12 g	密蒙花 6 g	佛手片 10 g
决明子 15 g	怀山药 30 g	炒车前子 15 g^{包煎}	砂蔻仁 3 g^{各,后入}
大熟地 10 g	云苓泻 15 g^各	炒二芽 30 g^各	

7 剂,水煎服,每日一剂。

复诊:

右目模糊好转,少寐纳胀,脉细苔薄白质淡红,拟方仿前:

甘菊花 10 g	密蒙花 6 g	珍珠母 15 g^{打先}	青龙齿 15 g^{打,先}
甘杞子 15 g	墨旱莲 15 g	炒小蓟 15 g	夜交藤 30 g
炒车前子 15 g^{包煎}	云苓神 15 g	炒谷麦芽 30 g^各	焦六曲 15 g
绿萼梅 6 g			

7 剂,水煎服,每日一剂。

按:肝肾亏虚,不能上荣于目,水湿瘀血蕴结肝窍,加重病情,应注意补益肝肾、水湿瘀血蕴结肝窍;加之老年女性,脾胃虚弱,脾失健运,则出现腹胀、纳食不香,脾为气血生化之源,脾虚则气血亏虚,心失所养,出现夜寐不实等症状。

第三篇 临证经验篇

 辨治胃痛经验

胃痛之症临床常见,无论是胃炎、胃溃疡还是胃痉挛等都有胃痛表现,临床上顽固性胃痛有时解痉、制酸、消炎等方法治疗效果不佳。茅汉平主任医师根据多年临床经验,根据不同症型辨证施治效果确切,滋按临床不同证型,具体总结如下:

(一)寒邪犯胃

例1 谢某 女 39岁

胃部疼痛,背寒肢冷,脘腹作胀,肠鸣、便溏。脉细,苔薄白腻,质淡红。拟温中祛寒补虚,予附子理中,小建中合吴茱萸汤:

炒党参 15 g	炙甘草 6 g	炒白芍 20 g	炒山药 30 g
焦白术 10 g	淡附片 6 g	煨肉蔻 10 g	炒扁豆 15 g
炮姜炭 6 g	川桂枝 10 g	煨诃子 10 g	片姜黄 10 g
云苓 15 g	香谷芽 30 g	大枣 15 g	

7剂,水煎服,每日一剂。

例2 黄某 女 52岁

上腹部冷胀疼痛,嗳气则舒。苔薄白腻,质淡红,拟温中理气止痛。

木香 6 g	香附 12 g	广皮 6 g	甘松 4 g
高良姜 8 g	佛手片 10 g	制川朴 10 g	炒小茴 4 g
山楂片 4 g	天台乌 10 g	淡吴萸 5 g	西砂仁 3 g^{后下}
制香橼 8 g	橘核 10 g	炒延胡 10 g	

7 剂,水煎服,每日一剂。

按:外感寒邪,内客于胃,胃失和降,气机失畅,不通则痛,胃痛特点,突然发作,得寒则甚,得温则舒,苔薄白脉弦紧,方选良附、理中等,药用良姜、香附、陈皮、吴萸、干姜等温中散寒止痛。

(二) 饮食停滞

陈某　女　27 岁

昨日午餐海鲜后脐周作痛,泛恶,纳呆,不发热,大便溏薄。苔厚腻,脉滑。证系脾胃食滞运化不健,法拟健脾和胃。

焦白术 10 g	焦六曲 10 g	沉香曲 10 g	姜半夏 10 g
炒二芽 30 g	藿香梗 10 g	制川朴 6 g	广皮 6 g
紫苏叶 10 g	生姜片 3 片	云苓 15 g	西砂仁 3 g^{后下}

7 剂,水煎服,每日一剂。

按:饮食不节,食滞胃脘致胃失和降而痛,胃脘饱胀不适,嗳腐吞酸或呕吐不消化食物,吐后痛减,大便不调,苔厚腻脉滑,法拟消食导滞,用保和丸消食导滞。

(三) 肝气犯胃

包某　女　58 岁

纳呆,胃痛,嗳气,无泛酸,肢楚无力,大便溏泻。胃镜:萎缩性胃窦炎,脉细弦数,苔黄腻,质淡红衬紫。证系肝胃不和,法拟调和肝胃。

苏梗 10 g	铁树叶 15 g	徐长卿 15 g	炒黄芩 10 g
佛手片 10 g	失笑散 12 g^{包煎}	香谷芽 30 g	焦枳壳 10 g
云苓 15 g	焦六曲 15 g	川连 4 g	炒延胡 15 g

7 剂,水煎服,每日一剂。

按：本案气郁伤肝,横逆犯胃而致胃痛特点为胃脘胀闷,攻撑作痛连及两胁、嗳气频作,大便欠畅,每逢情志不遂作痛,苔薄白脉沉弦,治宜疏肝理气为主,方选四逆散合金铃子散加减。

（四）肝胃郁热

郭某　女　47岁

胃部嘈杂热辣,纳食作胀,时不知饥,不泛酸,嗳气则舒,大便偏软,日一次。脉弦略细,苔薄腻微黄,质尖边略红。证系肝郁化火犯胃,胃失和降,脾运不健,法拟疏肝和胃健脾。

吴萸 1 g	炒川连 6 g	云苓 15 g	炒黄芩 6 g
白蔻仁 3 g	绿萼梅 6 g	炙鸡金 15 g	焦枳壳 12 g
焦六曲 15 g	苏梗片 10 g	海螵蛸 30 g	香谷芽 30 g
佛手片 10 g			

7剂,水煎服,每日一剂。

按：肝郁化火犯胃常见胃脘灼痛,易躁易怒,泛酸嘈杂,口干、口苦,舌红,苔黄腻,脉弦或数,治拟疏肝泄热和胃为原则,方用左金丸加减,大黄黄芩黄连汤合丹皮、栀子、青皮、陈皮、芍药等。

（五）胃阴亏虚

施某　男　44岁

口干口苦,时欲饮水,饥不著,胃部及右胁下作胀,嗳气不多,不泛酸大便日一次,时或溏薄。舌红少津,脉细数。证系肝胃不和胃阴不足,法拟养阴益胃疏肝。

北沙参 12 g	蒲公英 20 g	佛手片 10 g	黄芩 10 g
麦冬 12 g	铁树叶 15 g	炒山药 24 g	苏梗 10 g
天花粉 12 g	炒延胡 12 g	炒扁豆 12 g	川连 4 g
焦枳壳 12 g	香谷芽 30 g		

7剂,水煎服,每日一剂。

按：本案系郁热伤阴,胃失濡养而见胃痛隐隐,口燥咽干,大便干结,舌红少津,脉细数,方选一贯煎化载,以养阴益胃。

(六) 脾胃虚寒

范某 男 50岁

腹部喜暖畏寒,得寒则腹痛便泻,大便日一次,腰背酸痛。脉濡细,苔薄白腻,质淡红。证系脾肾阳虚,以脾虚为甚,治拟温运脾阳,兼以益肾强腰,予附子理中汤意。

炒党参 15 g	炙甘草 6 g	高良姜 6 g	炒杜仲 15 g
焦白术 10 g	淡附片 6 g	淡吴萸 5 g	金狗脊 15 g
制香附 12 g	云茯苓 15 g	炒山药 30 g	香谷芽 30 g
淡干姜 5 g			

7剂,水煎服,每日一剂。

按:案患者素体畏寒,胃痛隐隐,喜温喜按,空腹痛甚,得温饮则痛减,泛吐清水,纳差,神疲乏力,手足不温,大便溏薄,舌苔薄白,脉虚弱或迟缓,治宜温中补虚为要,可用黄芪、桂枝、芍药、甘草、生姜、大枣、吴萸等温中健脾和胃止痛,方选附子理中丸。

(七) 气滞血瘀

施某 女 45岁

上腹部刺痛较著,不嗳气。胃镜:慢性胃炎伴十二指肠球炎。腰酸,夜梦纷纷,胃纳一般,二便正常。舌苔薄白,质淡红衬紫,脉细弦。

炒延胡 15 g	失笑散 12 g^{包煎}	白及片 12 g	川连 4 g
炒猬皮 12 g	蒲公英 20 g	大贝 12 g	炒杜仲 15 g
白蒺藜 15 g	海螵蛸 30 g	苏梗 10 g	炒麦芽 30 g
青龙齿 20 g^{先煎}			

7剂,水煎服,每日一剂。

按:本病特点胃痛如针刺,痛有定处,治宜活血化瘀,行气止痛。

运用养阴解毒活血法辨治萎缩性胃炎的经验

　　慢性萎缩性胃炎是一种以胃黏膜腺体萎缩、变薄为主要病理改变的疾病，临床上主要表现为胃脘痞胀、疼痛不适，常伴消化不良症状，由于本病较一般胃病恶变为多，因此积极治疗很重要。本病病程长，临床表现寒热错杂，虚实兼见与肝、胆、脾关系密切，治疗颇为困难。

　　根据多年的临床经验，认为本病致病因素为"寒、湿、热、毒、瘀、虚"。关键为久病多虚，多瘀。且与情志失调与饮食失节有关，由于情怀抑郁，气机不畅，则肝失疏泄，横逆犯胃，或者饮食不节，嗜食膏粱厚味，致使胃腑积热，耗伤胃阴，则胃失濡养而致本病。同时，现代研究认为，本病的另一重要因素是幽门螺杆菌感染。据统计，慢性萎缩性胃炎幽门螺杆菌感染率为70％～80％。由于气化不足，胃黏膜保护因子减弱，外邪（幽门螺杆菌）乘虚而入，而致胃病发生。研究认为，从萎缩性胃炎→肠上皮化生→典型增生→胃癌，幽门螺杆菌起着重要的促进作用。茅汉平主任医师认为，治疗萎缩性胃炎，逆转癌前期病变，杀灭幽门螺杆菌也是治疗本病关键。慢性萎缩性胃炎在临床表现的六种类型，即肝胃不和型、脾胃虚寒型、脾胃虚热型、脾胃不和型、胆火犯胃型、气滞血瘀型，总结三种治疗大法，即益气健脾，活血化瘀，清热解毒。经过治疗，使胃黏膜血液循环得以改善。良好的血液循环是提供丰富的营养和去除有害代谢物质的一个重要保证，并且增加了胃黏膜上皮细胞的再生和修复功能，使慢性萎缩性胃炎转为慢性浅表性胃炎或恢复为正常黏膜，使胃癌前期病变得以逆转。

　　萎缩性胃炎一般胃酸偏少，且本病起始是向低酸发展的，而低胃酸、真性无酸是恶变不可忽视的因素。茅汉平主任医师认为，如果患者胃酸并不高，但由于食管远端下食管括约肌功能失调，引起十二指肠液反流入胃，出现烧心、吐酸则制酸药宜慎用；如果患者胃部局部浅表萎缩，而大部分胃有肥厚及浅表性炎症或糜烂，或萎缩性胃炎有出血点，疼痛较剧，在辨证施治同时适当加用制酸药则利多弊少。

典型病例

巫某某　男　77岁

患者萎缩性胃炎伴肠化，嗳气吞酸不著，胃中不痛，不泛恶，纳食尚可，夜寝良好，尿略频，大便正常，舌苔白腻，质淡红略胖嫩，脉法拟益气养阴，活血解毒健脾和胃：

太子参 15 g	炒二芽 30 g各	蒲公英 15 g	云苓 12 g
蛇舌草 15 g	北沙参 12 g	怀山药 24 g	丹参 15 g
花槟榔 10 g	麦冬 12 g	铁树叶 12 g	生薏仁 30 g
半枝莲 10 g	焦枳壳 10 g	银花 10 g	川连 4 g

7剂，水煎服，每日一剂。

患者药后较适，坚持守方巩固治疗，效果较好。

临床常用药物

制酸保护胃黏膜：海螵蛸、煅瓦楞、浙贝、白及片、凤凰衣、千张纸
杀幽门螺杆菌及抗糜烂：蒲公英、黄芩、黄连、铁树叶、制乳香
活血理气止痛：白蒺藜、炒猬皮、九香虫、炒延胡、徐长卿
抗肠化：半枝莲、蛇舌草、蜀羊泉、生薏仁、仙鹤草、败酱草
助消化：焦六曲、焦楂曲、沉香曲、炒谷芽、炒麦芽
疏肝理气和胃降逆：苏梗、枳壳、佛手、半夏、竹茹、枇杷叶

茅汉平主任医师认为，治疗本病必须辨证与辨病相结合，用药注意脾胃升降特点。因为脾胃主中焦，是气机升降之枢纽，枢纽失衡则痞胀疼痛立作，因此，适当的行气药能提高疗效。

辨治溃疡病经验

消化性溃疡是目前最常见，最多发的疾病，虽然临床很多药物都有效，但问题是治疗不彻底，"治愈"之后很快又会复发。内镜示，有些溃疡表面已愈合，但实际局部组织结构与功能成熟程度不高，溃疡上皮下黏膜分化程度低，胃腺体囊性扩张，微血管减少及结构、排列紊乱，以及再生黏膜功能状态低下，微循环状态和分泌黏液的功能较差，保护性介质产生量少等，这就为溃疡复发埋下了"祸根"，茅汉平主任医师根据中医理论认为溃疡病治疗必须抓住三个要点，即"虚""瘀""毒"，运用托毒生肌之法治疗溃疡病，疗效较好。

（一）基本方药

海螵蛸 15 g	白及片 12 g	大贝 12 g	生黄芪 30 g
生甘草 6 g	炒延胡 15 g	制乳香 10 g	凤凰衣 6 g
蒲公英 20 g	制川朴 6 g	丹参 20 g	

7 剂，水煎服，每日一剂。

（二）随症加减

幽门螺杆菌感染：加黄芩、铁树叶、川连

便秘、腹胀：加花槟榔、熟军

泛恶伴吞酸嘈杂：加半夏、川连、吴萸

腹痛者：加没药、臭橘、徐长卿

（三）典型病例

马某　男　21岁

空腹胃痛，嘈杂，得食痛缓，泛酸不甚，嗳气不多，脘部作胀。脉细弦，苔薄腻，质淡红。体检：腹平软，上腹部压痛（＋），肝、胆、脾（－），胃镜示：十二指肠球部炎症伴溃疡，证系肝胃不和，法拟疏肝和胃为法：

海螵蛸 30 g	粉甘草 5 g	佛手片 10 g	蒲公英 15 g
生黄芪 20 g	炒延胡 15 g	臭橘 10 g	白及片 12 g
凤凰衣 6 g	香谷芽 30 g	大贝 12 g	广皮 6 g

7 剂,水煎服,每日一剂。

药后诸症悉减,继予原方巩固治疗,复查胃镜:溃疡愈合。

(四) 临床体会

方中白及片、生黄芪益气补虚,生肌长肉,丹参、乳香活血消炎,清除坏死组织,以利深部溃疡愈合,蒲公英、制川朴、行气消炎,杀灭幽门螺杆菌,海螵蛸、大贝、凤凰衣、延胡索、制止消化液分泌,保护胃黏膜修复,全方配伍,能促进溃疡部位上皮细胞再生及黏膜下组织与微血管的重建,加速黏膜细胞的分化,同时促进再生黏膜功能的恢复,增加保护介质的合成分泌,从而有效地保护胃黏膜,治疗溃疡病并防止复发。

四 治疗肝硬化腹水经验

肝硬化腹水主要由慢性肝炎发展而来。由于慢性肝炎发展为肝硬化,致使门脉压增高与肝功能不全导致白蛋白合成减少,血浆胶体渗透压降低而引起。肝硬化一旦出现腹水,则提示病入晚期,其症多为本虚标实,虚实夹杂。治疗大法宜攻补兼施,其病位在肝,其治在脾肾。茅老治疗本病有十分独到的经验,具体总结为:

1. 气虚血瘀,利水注重活血;
2. 切忌峻下,利水不忘健脾;
3. 增加血浆蛋白,专药利于腹膜吸收:
4. 虫类搜剔,利水效捷不伤正;
5. 注重气化,利水行瘀不呆滞;
6. 药随症转,阴阳气血俱参变。

注意用此六法治疗肝硬化腹水,具有较好疗效。

（一）基本方药

大腹皮 30 g	党参 15 g	地骷髅 30 g	腹水草 20 g
炒车前子 15 g 包煎	紫丹参 20 g	泽兰 12 g	泻 20 g
焙土狗 7 只 去头足翅	炙白术 40 g		

7 剂,水煎服,每日一剂。

（二）随症加减

水肿较甚:加猪云苓、黑白丑、石韦叶等

脾气不足,血浆蛋白偏少:加黄芪、红枣等;

肝功受损:加黄芩、垂盆草等;

黄疸重者:加茵陈、田基黄等。

（三）典型病例

施某　男　35 岁

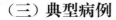

　　患者肝硬化腹水三年，大腹胀满，小便不利，服利尿剂效果不佳来诊。患者自诉气短，无力，脘胀不适，纳差泛恶，肝功尚可，口干一般，小便少，大便溏软，量少。舌苔薄微腻、质淡红，脉沉弦。

　　证系肝脾两虚，水湿内停，法拟疏肝健脾，益气利水。

炙白术 40 g	大腹皮 30 g	党参 15 g	地骷髅 30
紫丹参 20 g	云苓泻 20 g各	黑白丑 6 g各	党参 15 g
石韦叶 24 g	焙土狗 7 只	炒二芽 30 g各	腹水草 20 g
炒车前子 15 g包煎			

7 剂，水煎服，每日一剂。

　　药后，小便量增多，腹胀减轻，精神好转，继续以原方加减，巩固治疗。

（四）临床体会

　　方中大腹皮、腹水草二药合用，行水消胀。丹参、炙白术、党参、泽泻升高血浆白蛋白，增加腹膜孔吸收。地骷髅行气利水，利于气化。焙土狗虫类搜剔，峻利水湿，不伤正气。全方加减运用，对肝硬化腹水有独特疗效。

五　治疗肾性蛋白尿经验

肾脏疾病临床常见四大症状,即血尿、水肿、蛋白尿、高血压,排除生理性蛋白尿外,由于各种病理因素引起肾实质损害是产生蛋白尿的主要原因。由于蛋白尿是肾脏病变的产物,但是过多的蛋白尿又可加重肾损害。因此,迅速控制蛋白尿是使肾脏免受损害和肾功能恢复的关键。茅汉平主任医师认为,本病病位在肾,与脾胃关系尤为密切,"肾为先天之本,脾为后天之本"。因此,健脾益肾,活血化瘀,固摄精微是治疗本病的关键。

(一) 基本方药

生地 15 g　　　山萸肉 12 g　　　怀山药 30 g　　　潞党参 15 g
苏芡实 20 g　　金樱子 15 g　　　河白草 24 g　　　小青草 20 g
净蝉衣 6 g　　　乌梅 8 g　　　　益母草 12 g

7 剂,水煎服,每日一剂。

(二) 随症加减

有感染者:加银花 24 g
腰酸痛明显:加杜仲 15 g、怀牛膝 12 g
水肿明显:加猪云苓各 12 g、炒车前 15 g、泽泻 15 g
血压偏高:加天麻 10 g、钩藤 18 g、菊花 12 g

(三) 典型病例

 尿路感染,急性肾衰竭

施某　女　73 岁

发热伴尿频、尿急、尿痛及腰痛三天,患者有尿频、急、痛史五年余,时作时止近二日来发热,尿频急痛加重,尿量少而不畅,不泛恶,大便溏薄,日二次。脉细数,苔薄黄腻,质偏红夹紫色,唇紫。

检:体温 38 ℃、脉搏 124 次/分,律齐,血压 130/80 mmHg。目睑微肿,胸对称,心肺(一),腹胀,腹水征(一),肝脾(一),墨菲征(一)2000 - 8 - 21 入院肾功,尿素氮 32.54 mmol/L,肌酐症系湿热下注,膀胱、肾之气化不利,拟清化下焦,予以泄浊。

粉草薢 15 g	石韦叶 20 g	连翘 15 g	瞿麦 20 g
猪云苓 20 g各	鸭跖草 20 g	炒二芽 30 g各	炒车前子 15 g包煎
银花 30 g	萹蓄草 20 g	泽泻 30 g	

7 剂,水煎服,每日一剂。

另:生大黄每日 10 g,泡服

按:肾功不全,肌酐,尿与氮偏高,临床采用"泻"法以泄浊,效果好。

02 急性肾炎

陈某 女 19 岁

两月前尿频急痛,经治好转,继而咽痛,用青霉素后炎症消退。尿检:Pr(＋＋)、红细胞计数少许,白细胞计数少许,颗粒管型。无水肿,夜寐不实,易醒。脉细数,苔薄白腻,质淡红,脉细数。

检查:血压 125/80 mmHg。

症系外感风热湿邪,内伤于肾,法拟清化解毒,益肾化气。

忍冬花 30 g	净蝉衣 10 g	炒生地 12 g	乌梅 10 g
萹蓄草 20 g	小青草 30 g	蒸萸肉 15 g	苏芡实 20 g
瞿麦 20 g	河白草 20 g	怀山药 30 g	生槐花 15 g
香谷芽 30 g	鲜茅根 40 g	望江南 15 g	党参 15 g
黄芪 30 g			

7 剂,水煎服,每日一剂。

复诊:

药后,水肿、腰酸不著,咽不痛,月经已净三天。尿检:Pr(＋),余(一)。脉细,苔薄白质尖略红,拟方仿前。

忍冬藤 30 g	净蝉衣 10 g	炒生地 15 g	生槐花 15 g
小青草 30 g	蒸萸肉 15 g	黄芪 30 g	苏芡实 20 g
怀山药 30 g	党参 15 g	香谷芽 30 g	鲜茅根 30 g
乌梅 10 g	萹蓄草 20 g	瞿麦 20 g	河白草 20 g

7 剂,水煎服,每日一剂。

按:急性肾炎以链球菌感染为主,本病起病较急,有的上感后周余即可出现水肿、血尿、高血压以及全身疲乏,不思饮食,腰痛等急性肾炎症状。本症属"阳水"范围,水湿浸渍切忌过用温燥药物,在恢复期余热未清或湿热未净时以清利为主,后期脾虚,肾虚为主,辨证以健脾、益肾、固摄精微,均可使蛋白尿逐渐消退,镜下血尿消失。

03　隐匿性肾炎

例一　黄某　女　31 岁

目睑浮肿减轻,尿检 Pr(＋),大便泻日三四次,腰不痛。脉细,苔白腻微黄,质胖红,边有齿印。

炒大小蓟 30 g各	血余炭 10 g	净蝉衣 10 g	银花 30 g
鹿衔草 20 g	河白草 20 g	潞党参 15 g	泽泻 15 g
小青草 30 g	黄芪 30 g	黄芩 12 g	炒麦芽 30 g
仙鹤草 30 g			

7 剂,水煎服,每日一剂。

例二　黄某　女　52 岁

患者隐匿性肾炎 20 年,尿蛋白反复(2＋～3＋),口干咽耗,两足水肿,纳食一般,易饥,尿量不多,腰酸不著。脉细,苔薄白腻,质淡红紫。

检查:BP120/80 mmHg

证系肾虚开阖不利,肾阴不足,脉络失和。法宜益肾气,利开阖,养肾阴和脉络。

大生地 20 g	紫丹参 30 g	党参 15 g	河白草 20 g
蒸萸肉 18 g	生槐花 15 g	净蝉衣 10 g	云苓泻 15 g各
怀山药 30 g	生黄芪 30 g	乌梅 10 g	小青草 30 g
甘菊花 12 g	焦白术 10 g		

7 剂,水煎服,每日一剂。

按:隐匿性肾炎临床上以血尿和蛋白尿为主要特征,无水肿及高血压,血液化验肾功能改变,症状和体征不明显,有间断或持续性蛋白尿和血尿,病程长,但预后好,血尿责之脉络损伤,病因为心火内盛,阴虚火旺,灼伤血络,蛋白尿责之脾肾气虚,湿热郁阻,治疗大法止血和络,益气养阴,健脾补肾,对本病效果较好。

04 肾病综合征

黄某　男　40岁

药后,水肿减轻,头不胀腰酸减,尿带泡沫,脉弦细,苔薄黄腻质略红。

检查:血压 122/95 mmHg、24 小时尿蛋白 6.16 g,尿检 Pr(＋)。

拟方仿前:

当归 10 g	红花 10 g	河白草 20 g	黄芪 40 g
丹参 30 g	小青草 30 g	党参 20 g	石韦叶 24 g
乌梅 10 g	净蝉衣 10 g	炒杜仲 15 g	银花 20 g
云苓泻 15 g各	赤芍 10 g	川芎 6 g	生槐花 15 g

7 剂,水煎服,每日一剂。

复诊:

水肿,腰酸减,头昏胀,纳食可,尿检:Pr(＋),脉弦细,苔薄白腻质淡红,拟方仿前:

当归 10 g	肥桃仁 10 g	河白草 20 g	党参 20 g
赤芍 12 g	红花 10 g	小青草 30 g	净蝉衣 10 g
川芎 10 g	丹参 30 g	黄芪 40 g	乌梅 10 g
炒杜仲 15 g	云苓泻 15 g各	银花 20 g	石韦叶 30 g
苏芡实 20 g	生槐花 15 g		

7 剂,水煎服,每日一剂。

按:肾病综合征是以大量蛋白尿、低蛋白血症、水肿和高脂血症为主要指征的泌尿系统疾病。肾小球底膜通透性的变化是肾病综合征蛋白尿的基本原因。因此方药中佐以蝉衣、乌梅等减少肾膜通透性以消除蛋白尿。

05　Ig A 肾炎，肾性高血压

仇某　女　49 岁

面目下肢水肿，嗜睡，头昏胀，腰酸不著，尿无泡沫，两腿滞重，肾区痛，胃部时胀。脉弦细，苔薄腻微黄，质淡红。法拟益肾化气，平肝泄浊。

粉草薢 12 g	鹿衔草 20 g	小青草 24 g	甘菊花 10 g
泽泻 20 g	炒小蓟 30 g	净蝉衣 6 g	明天麻 10 g
炒车前子 15 g^{包煎}	河白草 20 g	炒杜仲 15 g	生石决 30 g^{先煎}
猪云苓 15 g^各	炒麦芽 30 g		

7 剂，水煎服，每日一剂。

复诊：

两下肢酸楚乏力，尿黄频多，无泡沫，腰酸，右肋下痛一月，纳食可，脉细弦数，苔薄白腻，质尖红，拟方仿前：

粉草薢 12 g	炒小蓟 30 g	河白草 20 g	生石决 30 g^{先煎}
金钱草 20 g	泽泻 20 g	鹿衔草 20 g	净蝉衣 10 g
甘菊花 10 g	黄芩 10 g	炒车前子 15 g^{包煎}	猪云苓 15 g^各
小青草 24 g	广郁金 10 g	炒麦芽 30 g	

7 剂，水煎服，每日一剂。

06　系统性红斑狼疮性肾炎

例一　秦某　女　25 岁

精神可，口不干，四肢关节无不适，服泼尼松 4 片/日，环磷酰胺每月一次，面部红斑消失，月经正常。苔薄白，质淡红，脉细数。证系阴虚热毒内蕴，内伤肾络，法拟滋阴解毒益肾。

大生地 20 g	粉丹皮 10 g	赤芍 12 g	生甘草 10 g
蒸萸肉 15 g	云苓 15 g	银花 30 g	连翘 10 g
左秦艽 15 g	怀山药 30 g	泽泻 15 g	润玄参 15 g
七叶一枝花 15 g	生槐花 15 g	野菊花 15 g	
水牛角片 15 g			

7 剂,水煎服,每日一剂。

复诊:

药后可,无不适,小便正常,上方去七叶一枝花,加生薏仁 15 g。

例二 陈某 女 37 岁

下肢水肿,肢节疼痛,腰背酸冷而痛,颈部及牙颌关节亦酸痛,头部胀痛,微咳,胃纳可,小便可,大便溏薄,四肢浑身自觉有麻木感,气短口微干。苔薄白,质淡红,脉细弦。

检查:心率 86 次/分,律齐,尿 RT:红细胞计数少许、Pr(＋＋),血压 134/96 mmHg。

证系肾之气阴亏虚,脾阳不振,邪毒久羁,法宜益肾解毒,健脾。

生黄芪 30 g	云苓泻 15 g各	生地 15 g	河白草 20 g
潞党参 20 g	蒸萸肉 15 g	金银花 30 g	仙茅 12 g
枸杞 15 g	炙白术 10 g	怀山药 30 g	生槐花 15 g
左秦艽 15 g	炒二芽 30 g各	炒杜仲 15 g	甘菊花 10 g
仙灵脾 15 g			

7 剂,水煎服,每日一剂。

复诊:

药后可,下肢不肿,畏寒不著,腹酸,气短,浑身麻木感好转,唇干燥,夜尿多,大便调,舌苔薄白质淡红胖。

检查:BP 128/96 mmHg,尿检 Pr(＋),颗粒少许。

拟方仿前:

生黄芪 50 g	大生地 20 g	金银花 30 g	小青草 30 g
乌梅 10 g	潞党参 20 g	蒸萸肉 15 g	净蝉衣 6 g
焦白术 10 g	怀山药 30 g	河白草 24 g	炒杜仲 15 g
生槐花 15 g	明天麻 15 g	甘菊花 15 g	石韦叶 20 g

7剂,水煎服,每日一剂。

复诊:

药后可,面目水肿,下肢久站则稍肿,胃纳可,精神较振,夜寐可,腹酸、气短好转,二便正常。舌苔薄白,质淡胖,脉细弦。

检查:血压 132/90 mmHg,尿常规:Pr(＋＋＋),RBC(±)。

拟方仿前:

生黄芪 50 g	大生地 30 g	炒杜仲 15 g	小青草 30 g
潞党参 15 g	蒸萸肉 15 g	生槐花 15 g	净蝉衣 6 g
焦白术 12 g	怀山药 30 g	河白草 24 g	乌梅 10 g
猪云苓 15 g^各	甘草 10 g	菊杞 15 g	金银花 30 g

7剂,水煎服,每日一剂。

按:本病属自身免疫性疾病,内因多属身体虚弱,外因多与感染邪毒有关,正虚以"阴虚"为重要,邪毒以"热毒"最关键,本病在滋阴解毒的同时,调控免疫亦很重要。临床常用生地、生甘草、秦艽、六味地黄丸等类激素样药物,起免疫抑制作用,对减轻病情,缓解泼尼松等药物的副作用,具有一定的效果。

(四)临床体会

纵观上述病例,治疗肾炎蛋白尿总以补泻兼顾,祛除病因,调控免疫,活血化瘀,改善肾脏血液循环,恢复肾功能。茅汉平主任医师认为,肾为先天之本,脾胃为后天之本,气血生化之源,在辨病治疗的同时,一定要发挥中医辨证论治的特长,治病不忘调理脾胃,盖脾胃健旺,眠食俱佳,是一切慢性疾病恢复的基础。因此,遵照此法治疗肾炎蛋白尿,具有较好疗效。

辨治慢性肾炎经验

慢性肾炎是由于肾实质损害而致蛋白尿及相应临床表现,其致病与免疫紊乱有关。目前,临床治疗该病以激素及细胞毒药物为主。但由于这些药物选择性差,在抑制免疫反应的同时,也抑制了人体其他细胞的正常功能,而且容易引起感染、高血压、无菌性骨坏死、骨髓抑制等并发症,并且,临床中部分慢性肾炎患者接受激素治疗,病情仍不能控制,仍有明显水肿、蛋白尿、血压升高,肾功能进行性损害。茅汉平主任医师运用中医原理,按中医"水肿"进行辨治,强调该病"本虚为本",即肺、脾、肾三脏虚损,兼顾"标实",即水、湿、湿热、气滞、血瘀络阻诸邪。采取相应的治疗方法,取得较好效果,具体总结如下:

(一)肺肾气虚,卫表不固

患者素体虚弱,易得感冒,免疫功能低下,常易发热,神疲肢倦,动则气短乏力,咳嗽一般,晨起颜面水肿、腰酸、尿少,尿检显示蛋白尿明显,方用越婢加术汤加味:苍白术、川桂枝、净麻黄、生姜、大枣、白茅根。热重加生石膏,咽喉红肿热痛加蒲公英、地丁、银花、连翘、玄参等。热重伤阴加生地、麦冬、玄参。若外感寒邪较甚,选荆防败毒散合宣肺利水药。若表证已解,水肿消退者,用益气固表,通阳利水为法,方选玉屏风散合五苓散加减。

(二)肺肾亏虚,血瘀络阻

患者病程较长,久治不愈,用激素效果欠佳。患者水肿明显,下肢尤甚,血清白蛋白很低,尿蛋白持续阳性,有时出现红细胞,面色萎黄或黧黑,皮肤有瘀点或瘀斑,舌质瘀紫或胖嫩,此为水病及血。"久病入络",治宜活血、利水通络、补肾填精,健脾开胃,调理肾之阴阳气血。

药用:熟地、山萸肉、怀山药、仙茅、仙灵脾、黄精、玉竹、党参、黄芪、白术、茯苓、陈皮、丹参、川芎、桃仁、红花、泽兰、益母草、河白草、小青草、苏芡实、金樱子、杜仲补骨脂、巴戟天等,上药能补益肾气,增加肾上腺皮质功能。

（三）下元亏虚，肾阳不振，水失通调

　　患者久用激素，递减时常出现反跳，面㿠神疲，畏寒肢冷，一身悉肿，尿少，尿蛋白阳性，当温补肾阳为法，温阳利水，方用真武汤加减，药用熟附片、陈葫芦、猪云苓、泽泻、白术、车前子、黑白丑，酌加焙土狗等虫类利水，若尿多肿消，可用温肾助阳药如仙灵脾、仙茅、鹿角粉、肉桂等，同时服用金匮肾气丸，若出现真阴亏虚者，宜滋阴清利，可选用大补阴丸加减。

　　总之，水肿一症，与肺、脾、肾三脏关系密切，正如《景岳全书·肿胀》篇所说："凡水肿等证，乃肺、脾、肾三脏相干之病，盖水为至阴，故其本在肾；水化于气，故其标在肺，水惟畏土，故其制在脾，今肺虚则气不化精而化水，脾虚则土不制水而反克，肾虚则水无所主而妄行"。"肾为先天之本，脾为后天之本"，水肿之病以肾为本，以肺为标，而以脾为制水之脏，实为治疗本病的关键所在。

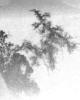

七 关于慢性肾衰竭经验一得

　　慢性肾衰竭是临床治疗之难病,其所以难,关键在于其复杂,致病原因复杂,发病机理复杂,临床表现复杂,发展变化也复杂。茅汉平主任医师认为,治疗肾衰竭,运用中医"不治已病,治未病"的理论,抓住肾脏具有强大代偿能力的特点,保护残存的肾单位及其代偿能力,根据中医整体观念和脏腑相关学说,可以将肾脏自身的功能代偿扩展成脏腑间整体的功能代偿。

　　中医认为,肾脏负责人体水液代谢和分清泌浊的功能,其主要生理功能是人之气化功能,慢性肾衰竭就是人体的气化功能逐渐减退乃至衰竭的过程,而人的气化功能不仅与肾有关,实则所有的脏腑都参与气化功能,除肾之外,脾的运化、升清;肺的宣发肃降,通调水道等,都是人体气化功能的重要组成部分,运用整体观念,通过"汗""下"等方法,对清除肌酐、尿素氮效果较好。

　　慢性肾衰竭的关键是肾脏的结构破坏,功能丧失,导致有毒的代谢废物潴留,中医认为,肾衰竭的基本病机是本虚标实,本虚指肺、脾、肾等脏腑虚损,标实指的是"因虚致实",即由于脏腑虚损,气化功能障碍,致浊邪内留而为实,所以治疗该病应扶正与泄浊排毒并重。茅汉平主任医师认为运用大黄泻浊是治疗慢性肾衰竭一大法宝,但其指征应为:患者有明显的恶心呕吐停止、大便秘结,应急用通腑泄浊治其标,若大便畅通、呕吐,则应以扶正为主,兼以化毒排毒降浊。用药不忘扶正为本。因为只有脏腑强壮,才能发挥化毒排毒降浊作用,另外,扶助正气,增强脏腑功能,还可以提高人体对尿毒症毒素的耐受能力,提高患者生存质量。

　　"久病穷必及肾",由于各种病因而致慢性肾衰竭,病程较长,其治疗也应有一个循序渐进的过程,对肾衰竭的疗效判断也应该是动态的、综合的,不能只以肌酐、尿素氮下降为标准。肾衰竭时,肌酐、尿素氮上升是肯定的,常用泄浊药粉萆薢、泽泻、六月雪等,经用药治疗后下降是有效的,但上升得慢也是有效的,临床虽然肌酐、尿素氮有所升高,但患者症状较前改善,精神恢复,生存质量提高,也是有效的。

治疗缺血性脑血管病经验

中风是我国目前三大疾病之一,其表现有"三高",即发病率高,病死率高,致残率高,随着人们生活方式的改变,本病发生有年轻化趋势,对本病的治疗,西医治疗主要是对症用药,即溶栓疗法,如伴脑水肿者,给予甘露醇和呋塞米交替脱水,吞咽障碍明显者给予静脉能量合剂和补充液体。茅汉平主任医师根据中医理论及临床经验运用益气活血化瘀法治疗"缺中"病,对该病的康复及减少后遗症,具有显著疗效,具体总结如下:

(一) 基本方药

黄芪 30 g	当归 10 g	川芎 10 g	赤芍 10 g
红花 10 g	石菖蒲 10 g	川牛膝 15 g	片姜黄 12 g
地龙 15 g	桃仁 10 g	丹参 30 g	山楂 20 g

7 剂,水煎服,每日一剂。

(二) 随症加减

意识、语言障碍明显,属气郁痰浊内阻者:加郁金、瓜蒌、陈皮;

头痛甚者:倍川芎加菊花、僵蚕、金蝎;

体胖痰盛、肝阳偏亢、血压偏高者:加天麻、白术、云苓泻、粉葛根、珍珠母;

四肢抽搐、挛急:加僵蚕、钩藤;

便秘者:加大黄;

顽固不愈者:合虫类药,如淡全虫、焙蜈蚣;

血黏稠度高者:加炙地鳖虫、焙水蛭。

(三) 临床疗效

运用本法治疗缺血性脑血管意外,对促进患者康复,改善患者肌力,消除语謇、头痛、眩晕、肢体麻木等症状,效果较好。

（四）典型病例

顾某某　男　60 岁

患者 CT 确诊"脑梗死"，血压、血脂、血黏度均偏高，口角流涎，步履不稳，运用该法治疗诸症平稳。

（五）临床体会

茅汉平主任医师认为，年老正亏，肝肾不足，气虚血瘀是导致发病的内在因素。本病的病理关键是"本虚标实"，而气虚血瘀又是其中一个主要方面。因此，运用益气化瘀法，具有明显效果，茅汉平主任医师强调，卒中的急性期治疗，应侧重标实，即内风、瘀血、痰浊；恢复期侧重本虚，即气虚血瘀。故方中黄芪为益气扶正的主药，能兴奋中枢神经系统，提高抗病能力，增强毛细血管抵抗力，具有降压、强心、利尿等作用，丹参、川芎、赤芍具有活血化瘀，舒脉通络等作用，具有改善心脏微循环，降低血液黏稠度、扩张血管，疏通血流的作用，对防治脑血栓形成最为适宜。

九　应用导痰汤加味治疗癫痫经验一得

癫痫俗称"羊角风"，是神经系统常见病、多发病，根治困难。其病因复杂，难以根治，发作突然，反复无常，给患者带来了巨大的痛苦和危险，茅汉平主任医师根据自己的临床经验结合祖国医学理论，认为癫痫虽然病因复杂，但其发病机制主要是风、火、痰、瘀为患，造成心、肝、脾、肾脏气失调所致。七情不遂，肝郁失疏，肝木乘土致脾虚生痰，痰迷心窍而致神昏，痰郁化热化火生风而致抽搐。因此治疗应以息风泻火、豁痰化瘀为主。常用定痫息风，豁痰开窍，清心泻火，活血化瘀为治疗大法。重视发作期以控制病情为主，缓解期强调"久病必虚"，以补肾荣脑，调和气血，益气补虚为法，调整大脑功能紊乱，具体总结如下：

（一）导痰汤加味

姜半夏 10 g	南星 6 g	枳实 10 g	茯苓 15 g
甘草 6 g	生姜 3 片	青蒙石 10 g^{先煎}	石菖蒲 6 g
丹参 20 g	川芎 10 g	天麻 10 g	橘红 6 g
淡全虫 4 g			

7 剂，水煎服，每日一剂。

① 痰多者：加川贝 5 g、天竺黄 6 g；

② 肝阳偏亢：加钩藤 20 g、僵蚕 10 g、地龙 15 g、蜈蚣 2 条。

（二）缓解期宜补肾荣脑益气补虚为法

方选益气聪明汤加味：

党参 15 g	黄芪 30 g	枳壳 10 g	当归 10 g
广皮 6 g	熟地 12 g	龟板 10 g	川芎 10 g
补骨脂 12 g	胡桃肉 12 g	广郁金 10 g	石菖蒲 6 g
云苓神 15 g^{各}			

7 剂，水煎服，每日一剂。

① 畏寒肢冷：加制附片、鹿角胶、菟丝子等；

② 头昏肢麻者：加天麻、片姜黄、川牛膝等。

（三）典型病例

周某　女　53 岁

患癫痫二十余年，时突然晕厥，跌扑抽搐，两目上视，面唇清紫，口吐涎沫，呕吐胃内容物，喉间痰漉，近发作频繁，醒后如常人，二便正常。

证系肝阳化风，痰蒙心窍，法拟息风化痰止痉，平肝潜阳，方选导痰汤合礞石滚痰丸加味。

清半夏 10 g	川贝 5 g	化橘红 6 g	云苓神 15 g 各
广郁金 10 g	明天麻 10 g	嫩钩藤 18 g	制南星 6 g
天竺黄 5 g	石菖蒲 6 g	青礞石 12 g 先煎	干地龙 10 g
明天麻 10 g	炙甘草 4 g	炒僵蚕 10 g	淡全虫 2 g

7 剂，水煎服，每日一剂。

按：药后，喉间痰量减少，头昏减轻，药后十余天未见发作，余无不适，继予上方 10 剂，水煎连服，患者身体虚弱，形瘦神疲，面色㿠白少华，再予八珍汤合补中益气汤调治，药后年余未见发作。

（四）临床体会

癫痫是临床常见病，以发作性意识不清，四肢抽搐为主要临床表现，患者多伴有智力、精神等方面异常，其生活工作质量明显下降，茅汉平主任医师根据"急则治其标，缓则治其本"结合多年临床经验，应用发作期与缓解期两种不同方法进行治疗，打破了临床治疗该病只注重控制发作，却忽视调整患者整体功能，攻补兼施，标本兼治，一方面通过化痰开窍，活血化瘀，定惊止搐，控制癫痫发作，消除症状；另一方面通过调理气血，益气生精荣脑，调理脏腑功能紊乱，改善患者功能以达到从根本上治愈的目的，综观两组方药，发作期以虫类搜剔，增加了息风定痫功效，有豁痰安神、醒脑开窍之品相助，可迅速解痉止搐，有活血化瘀药配伍，可协同虫类及诸药通经达络，上行巅顶，下行血海，贯穿四肢百骸，促进血液循环，对改善患者脑部血液循环，增加供氧，使症状得到改善，以达到远期治疗的目的。

·I· 治疗癌病经验

癌症是威胁人们生命的大敌。目前治疗一般是外科手术加化疗、放疗或综合性治疗，这对早期癌症有一定的效果，且疗效较快。但常常损伤机体的抗病能力和免疫功能。茅汉平主任医师认为：癌症的发生是由于长期饮食不节，情志失调，过度劳伤或者感受外来邪毒引起机体阴阳平衡失调，脏腑经络功能紊乱，出现气滞、血瘀、食伤、湿聚、痰结、邪毒壅踞等一系列病理性改变，最终酿成肿瘤。即各种外在致病因素与人体长期相互作用，并在机体防御机能下降时肿瘤才能发生。"积聚癥瘕……皆五脏六腑真气失，而邪气并，遂乃生焉。"茅汉平主任医师治癌经验为"扶正为主，逐邪慎避克伐，处方施药当顾脾胃健运"。具体总结如下：

（一）基本药物

基本药物：黄芪、党参、灵芝、仙鹤草、蜀羊泉、生薏仁、败酱草、半枝莲、蛇舌草、重楼、丹参。

肝肿瘤＋莪术、龙葵草、蛇莓、藤梨根、菝葜；

胃肿瘤＋石见穿、八月札、白术、枳壳；

肺肿瘤＋山海螺、露蜂房、炒蒌皮、天冬、焙守宫；

肿瘤疼痛者＋制川草乌、炒延胡、五灵脂、六轴子、制乳没、丁香、白芷、冰片共碾细末，制膏外贴癌痛处。

（二）方药分析

本方旨在补气活血，提高机体免疫功能，扶正抗癌。全方并无攻伐之品而长于调补气血，扶正固本，调整人体免疫功能增强抗病能力。"盖气血旺，则外邪不能感，气血衰，而内正不能拒，此所以六气之伤，伤于气血之亏；七情之伤，亦伤于气血之伐也。"茅汉平主任医师认为：没有身体的内虚癌肿就没有赖以发生发展的客体。加之癌症是一种消耗性疾病，它又能使身体更虚，因此治疗肿瘤当以补为主，以攻为辅，攻补兼施，反对克伐，正如明朝王履说：治虚邪者，当顾正气，正气存，则不致有害,世未有正气复而邪不退者,亦未有正气竭而命不倾者。

总之,扶正之法在缓解与治疗中晚期肿瘤诸多虚证中起着较大的作用。可减轻患者的痛苦,提高生存质量。因此,扶正抗癌之法值得临床推广。

(三)典型病例

陈某　男　60岁

胃癌术后,喉头有物梗感,纳少,脘腹垂胀,夜寐不良,大便干结。脉细弦,苔薄白腻,质淡红。法拟健脾和胃养血扶正抗癌。

太子参 20 g	炙甘草 4 g	蜀羊泉 20 g	半枝莲 20 g
广皮 6 g	仙鹤草 30 g	灵芝 12 g	绿萼梅 6 g
败酱草 20 g	香谷芽 30 g	苏梗 10 g	焦白术 10 g
云苓神 20 g	生熟薏仁 12 g各		

7剂,水煎服,每日一剂。

药后患者睡眠好转,精神渐振,胃纳转佳,二便调顺。继以上方加减治疗。

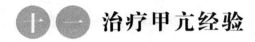 治疗甲亢经验

甲状腺功能亢进症是由于多种病因引起的甲状腺激素过多所致,由于生活节奏加快,在繁重的生活压力和强烈的精神刺激下,使人体正常的免疫系统受到干扰,因而本病至今已有上升趋势,本病属中医之"瘿病""心悸"等病的范畴,本病初起多实,以痰热互结,气郁化火为主,病久火热伤阴,由实转虚,尤以心、肝、肾阴虚为主,目前,临床此型最多见,茅汉平主任医师运用自拟养阴消瘿汤治疗甲亢,疗效较好。

(一) 基本方药

润玄参 12 g　　　大贝 12 g　　　灵磁石 24 g^{先煎}　　黄药子 6 g

水炙远志 5 g　　夏枯草 15 g　　酸枣仁 24 g　　　柏子仁 10 g

生地 15 g

7 剂,水煎服,每日一剂。

(二) 随症加减

心慌手抖:加僵蚕、钩藤、云茯神以止痉镇静安神;

伴白细胞减少者:加灵芝、女贞子、鸡血藤;

伴颈部肿大者:加生牡蛎、蓬莪术活血软坚;

口渴较甚者:加麦冬、知母以清火滋阴。

(三) 典型病例

黄某　女　38岁

患者心慌、手抖,颈部肿大,消瘦易饥,口干欲饮,查 T36.6℃,T4＞320 nmol/L,HR104 次/分。舌苔薄黄而干,质红嫩而裂。

证系肝郁化热伤阴,挟痰蕴结成瘿,法拟化痰消瘿,养阴宁心。

黄药脂 6 g	玄参 15 g	灵磁石 24 g	水炙远志 5 g
生地 15 g	黄柏 10 g	枣仁 20 g	灯芯 3 g
天麦冬 12 g 各	北五味 6 g	肥知母 10 g	夏枯草 15 g
大贝 12 g			

7剂,水煎服,每日一剂。

患者药后较适,后一直以此方随症加减服用,直至痊愈。

(四) 临床体会

方中黄药脂为消瘿专药,唯久用有毒,故剂量宜小,以 6～8 g 为宜,夏枯草、大贝化痰软坚,润玄参、生地养阴清火,运用本方随症变通,兼顾心、肝、肾阴虚之证,疗效确切。

茅汉平主任医师认为,过去传统中医治疗甲亢多运用含碘多的中药如典型方剂海藻玉壶汤中的昆布、海藻,现代医学证明碘摄入过多对甲亢治疗不利。因此,茅院长强调治疗甲亢应参照现代药理研究,尽量避免含碘中药。

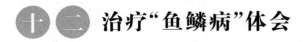

治疗"鱼鳞病"体会

鱼鳞病又称"蛇皮病",是一种常见的遗传性角化性皮肤病,其临床表现主要特征是患者有程度不同,大小不等的干燥脱屑,粗糙性皮损,汗腺分泌减少,患部毛发稀疏,有灰褐色鳞屑和深重斑纹,具有季节性发作,一般冬重夏轻,轻者仅在四肢伸侧,尤以小腿为甚,重者可波及全身,往往幼年发病持续终身。究其原因由先天禀赋不足,肝肾阴虚,血虚风盛,风盛则燥,至肌肤失养欠荣而发本病。茅汉平主任医师认为,本病的关键是患者先天不足,血虚血热化燥生风,瘀血阻滞,肌肤不荣,运用养血活血、祛风润燥、化瘀和络法治疗鱼鳞病一例获愈,总结如下:

(一)典型病例

陆某 男 17岁

患者上、下肢及颈部皮肤散在皮损,状若鱼鳞,皮肤干燥,起自五岁至今。脉细,苔薄白,质淡红。证系血虚肤燥,法拟养血祛风为法。

当归 15 g	大胡麻 10 g	净蝉衣 10 g	乌梢蛇 15 g
制首乌 15 g	苏薄荷 3 g后下	地肤子 15 g	生牡蛎 40 g先煎
正川芎 10 g	白鲜皮 15 g	炒僵蚕 10 g	生熟地 12 g各
荆芥穗 10 g	白蒺藜 20 g		

7剂,水煎服,每日一剂。

二诊:

药后,四肢及腹部色素沉着伴脱屑,状如鱼鳞,皮损处,皮肤干燥汗出较少。苔薄白腻,质淡红。证系血瘀血虚生风,拟养血活血,化瘀祛风。

当归 20 g	赤白芍 12 g各	正川芎 10 g	生熟地 12 g各
紫丹参 30 g	制首乌 20 g	大胡麻 12 g	乌梢蛇 15 g
白蒺藜 30 g	地肤子 18 g	肥桃仁 10 g	散红花 10 g
荆防风 10 g	生牡蛎 40 g先煎		

7剂,水煎服,每日一剂。

三诊：

药后较适，皮肤逐渐滋润，不干燥，余无不适，口干不著。舌苔薄白，质淡红，脉细弦，拟方巩固：

当归 20 g	散红花 10 g	大胡麻 12 g	丹参 30 g
赤白芍 15 g	正川芎 10 g	白蒺藜 30 g	制首乌 15 g
肥桃仁 10 g	生熟地 15 g各	生牡蛎 40 g先煎	乌梢蛇 12 g
净蝉衣 6 g	桑叶椹 12 g各		

7剂，水煎服，每日一剂。

（二）临床体会

本病由于先天禀赋不足，血虚风燥，瘀血阻滞而使肌肤失于濡养，出现皮肤粗糙、斑驳瘙痒，甚或肌肤甲错之症。纵观全方：荆防风、薄荷疏通汗腺，四物汤养血活血，祛瘀生新，旧血去，新血生，血润津泽，肌肤得养，而使肌肤甲错得以恢复，丹参首乌助四物养血活血，乌梢蛇、净蝉衣祛风，大胡麻润燥，白蒺藜止痒，一方而诸症兼顾，故获良效。

十三　运用养血祛风润燥法治疗老年性顽固性皮肤瘙痒症的体会

老年性皮肤瘙痒症是老年常见病,治疗比较困难,非一般祛风止痒法所能奏效。因为年迈之人气血亏虚,肌肤失于荣养易于化燥生风,尤其寒冷季节,气候干燥,本病易发,且本病特点夜间瘙痒剧烈,严重影响了患者的睡眠和身心健康。茅汉平主任医师根据多年临床经验,采用养血祛风润燥方法,标本兼顾,疗效卓著,举例如下:

(一)典型病例

例　陈某某　女　84岁

患者遍体红疹,热痒甚剧已历三月,少寐头昏,口干,大便秘结,二三日一次。脉细数,苔薄黄腻,质淡红。证系血虚而热,血热生风,法拟养血活血,祛风止痒:

生地 20 g	地肤子 15 g	连翘 15 g	苏薄荷 4 g 后下
赤芍 12 g	白鲜皮 15 g	黄芩 12 g	净蝉衣 10 g
丹皮 10 g	生甘草 10 g	当归 10 g	焦山栀 10 g
川芎 10 g	生槐花 15 g	生首乌 15 g	太子参 20 g
润玄参 15 g			

7剂,水煎服,每日一剂。

(二)临床体会

老年性皮肤瘙痒症临床表现皮肤干燥瘙痒,皮肤无损害,遍布抓痕,结痂肥厚。本病属中医"风瘙痒""血虚生风"范畴,病因主要为老年人气血不足或久病后气血两虚而致。气虚则卫外不固,风邪易袭,血虚则肌肤失养,化燥生风。老年人气血已虚,不能滋养肌肤,则皮肤干燥,萎缩退化,风从内生而致瘙痒,其病本虚而标实。故治疗宜养血润燥,扶正治本,祛风止痒祛邪治标。方中太子参、当归、川芎益气养血,使气足血旺肌肤得养。生地、玄参、生首乌滋阴养血润燥兼能通便排毒,赤芍、丹皮凉血清热,地肤子、白鲜皮、薄荷、蝉衣祛风止痒,黄芩、山栀、连翘解毒,甘草解毒兼调诸药。生槐花改善血管通透性而抗过敏,全方共凑养血润燥祛风止痒之功。本方加减:偏上半身加桔梗载药上行,偏下半身加牛膝引药下行,失眠加枣仁、首乌藤以安神,奇痒难忍可加僵蚕、乌梢蛇等虫类搜剔。

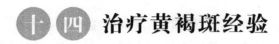

十四 治疗黄褐斑经验

黄褐斑是一种以面部发生斑疹为特征的皮肤病,一般认为内分泌变化是本病的主要原因之一,中医认为,本病的发生与肝、脾、肾关系密切,由于肝气郁结或脾运失健或肾精不足,均可影响气血的生化及运行。不能上荣于面而致黄褐斑的产生。茅汉平主任医师认为本病的关键在于"虚"与"瘀",内分泌失调责之于"肾虚"或"血虚",面部黑色素沉着责之于"血瘀",并采用"养血活血"或"凉血活血"兼以通腑方法治疗本病,取得较好疗效。

(一) 基本方药

当归 10 g	赤芍 10 g	川芎 10 g	桃仁 10 g
生牡蛎 30 g^{先煎}	粉丹皮 10 g	熟军 10 g	红花 10 g

7 剂,水煎服,每日一剂。

(二) 随症加减

肝气不舒者:加柴胡、薄荷舒肝解郁。
脾肾阳虚者:加桂枝、茯苓、白术、健脾温阳。
肾阴不足者:合六味地黄丸化裁。
便秘者:加虎杖、生首乌等。

(三) 典型病例

张某 女 31 岁

面部散在黑色斑块,无痒痛,近日加深,余无特殊不适。

当归 10 g	肥桃仁 10 g	生牡蛎 30 g^{先煎}	泽兰叶 10 g
赤芍 15 g	散红花 10 g	荆三棱 15 g	香白芷 6 g
正川芎 10 g	紫丹参 30 g	莪术 15 g	粉丹皮 10 g
太子参 20 g	净蝉衣 6 g		

7 剂,水煎服,每日一剂。

药后斑块颜色转淡,继予原法加减治疗好转。

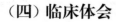

（四）临床体会

本病虽然表现为皮肤病变,但精神因素及饮食调摄很重要,由于情绪不稳,可影响内分泌功能,过食辛辣、油腻之品,可影响脾运功能,甚至直接刺激皮肤,产生色素斑,因此在药物治疗同时,生活调摄也很重要。

十五 治疗痛经经验

痛经为临床常见病,尤以年轻女性多见。轻者于经期或行经前后出现小腹疼痛,重者痛引腰骶伴面色苍白,头面冷汗淋漓,手足发冷,泛恶欲吐,甚或剧痛昏厥。一般止痛剂只能缓解疼痛,治标不治本。每遇下次经期又见腹痛。茅汉平主任医师根据其临床经验认为痛经一证常责之于"寒""郁""瘀""虚"出现"不通则痛""不荣而痛"之证。运用芍药甘草汤缓急止痛,随症加减,疗效较好。举例如下:

(一)典型病例

例1 黄某 女 24岁

月经周期可,适值经期少腹冷痛作胀,经色紫暗有块,六七天已,痛剧欲呕。脉细,苔薄少,质偏红嫩。

证系冲任虚寒,气滞血行不畅,予温经行气,调经止痛法。

炒白芍 20 g	木香 6 g	香附 12 g	失笑散 12 g^{包煎}
天台乌 10 g	香白芷 10 g	炒小茴 5 g	当归 10 g
麦冬 12 g	益母草 10 g	川芎 6 g	细辛 4 g
炙甘草 10 g	炒延胡 15 g		

7剂,水煎服,每日一剂。

按:本方白芍甘草缓急止痛;木香、香附、天台乌、炒小茴温经散寒,行气止痛;当归、川芎、益母草,养血活血,调经止痛;失笑散活血化瘀止痛;细辛、白芷、小茴香,温经散寒止痛;麦冬养阴润燥,以防芳香温燥伤阴之弊。全方配伍精当,疗效较好。

例2 严某 女 21岁

月经后期,40天左右一潮,量偏多,色红伴血块,六七天已。经潮初三四天小腹剧痛,发热,泛恶,纳差,烦躁郁怒。脉弦细数,苔薄白,质略红。

证系肝郁化热,气滞血瘀,血行不畅。法宜疏肝泄热,行气活血,调经

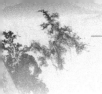

止痛,予丹栀逍遥意。

柴胡 10 g	丹皮 10 g	益母草 12 g	徐长卿 20 g
山栀 10 g	延胡 15 g	地骨皮 15 g	炙甘草 10 g
炒川楝 10 g	青蒿 15 g	青竹茹 12 g	当归 10 g
白芍 30 g	失笑散 12 g^{包煎}		

7 剂,水煎服,每日一剂。

按:女子以肝为先天,若肝郁失疏,则气血运行欠畅,血瘀而为之痛。若肝阳偏亢,甚至出现肝郁日久化火之候。方中柴胡疏肝解郁,丹皮、山栀、青蒿、地骨皮泻火清热除烦,芍药、甘草柔肝解痉,缓急止痛,延胡、金铃子疏肝行气止痛。当归、益母草、失笑散,活血调经止痛。若久痛入络,肝火偏旺,疼痛剧烈者可配以平肝息风、虫类搜剔之品,如淡全虫、焙蜈蚣、炒僵蚕等,效果确切。

(二)临床体会

痛经一症,因虚而痛者。多见于中老年妇女。《景岳全书·妇人规》说:"凡妇人经行作痛,夹虚者多,全实者少。"盖贫血失血之人,气血不足,冲任也虚。经行之后,血海空虚,血虚失养,不荣则痛。故见经后,小腹作痛,喜温喜按,法拟益气补血止痛,常用党参、黄芪、当归、川芎、熟地、白芍、甘草、香附、延胡、阿胶等疗效较好。

另外痛经一证,根据经穴理论运用敷脐疗法也有效验。采用肉桂 10 g、干姜 6 g、小茴香 6 g、炒延胡 15 g、没药 15 g、川芎 10 g、失笑散 15 g,共为细末,于经潮前两天,取上药适量,醋调制饼敷脐孔,以纱布覆盖,胶布固定,一日一次,连用三天。一般三个疗程,见效甚卓。因为神阙穴内连十二经脉,五脏六腑,四肢百骸。近代研究表明,脐局部无皮下脂肪,表皮角质层较薄,脐下毛细血管丰富,药物易于穿透吸收,故外治法治痛经,多有良效。

辨治功能性子宫出血经验

功能性子宫出血为妇科急症之一,类属于祖国医学"崩漏"范畴。现代医学多采用性激素及止血剂进行治疗。严重者多采用刮宫术和子宫切除术。由于性激素治疗有副作用,有的甚至出现肝功能异常,服用不当还可导致卵巢病变,甚至宫内膜癌变,未婚女子不宜做刮宫术。故中药治疗更易为患者所接受。茅汉平主任医师认为,本症"虚多实少",治疗常分两步进行,出血期重在固经止血,非出血期重在补肾益气调经,并注重根据患者年龄不同用药有所侧重。青春期功血宜养阴(肾阴)止血以调冲,常用二至丸、二地煎合六味地黄丸加减运用;育龄期妇女宜疏肝清热、化瘀止血以调冲,常用丹栀逍遥散加味;更年期出血宜补气养血摄血以调冲,常用傅氏因本止崩汤加减。具体总结如下:

(一)青春期功血

滋阴益肾、止血调冲。方药如下:

炒生地 10 g	蒸萸肉 10 g	怀山药 30 g	墨旱莲 20 g
丹皮炭 10 g	炙牛角 20 g	仙鹤草 30 g	苎麻根 30 g
东阿胶 10 g烊化	麦冬 12 g	炒麦芽 30 g	熟女贞 15 g
龟板 10 g			

7 剂,水煎服,每日一剂。

(二)育龄期妇女

疏肝清热、止血化瘀调冲。方药如下:

软柴胡 6 g	丹皮炭 10 g	焦山栀 10 g	炒生地 15 g
地榆炭 15 g	藕节炭 15 g	血余炭 12 g	益母草 12 g
陈棕炭 30 g	制香附 12 g	失笑散 12 g包煎	地骨皮 15 g
败酱草 30 g			

7 剂,水煎服,每日一剂。

（三）更年期出血

补益脾肾，益气养血调冲。方药如下：

党参 15 g	黄芪 30 g	白术 10 g	大熟地 10 g
炒川断 12 g	炒杜仲 15 g	海螵蛸 30 g	荆芥炭 12 g
仙鹤草 30 g	重楼片 30 g	当归身 10 g	

7 剂，水煎服，每日一剂。

（四）典型病例

例1　施某　女　16岁

今年春季初潮，至三个周期后淋漓不已，量较多，纳呆，泛恶。脉细，苔薄白腻，质淡红。

证系肾气不足，冲任失调，法拟益肾调冲健脾和胃。

熟女贞 12 g	炒生地 10 g	炙牛角 20 g	重楼片 15 g
蒸萸肉 12 g	地榆炭 15 g	金狗脊 15 g	仙鹤草 30 g
苎麻根 30 g	云苓 15 g	焦六曲 15 g	炒麦芽 30 g
墨旱莲 15 g	怀山药 30 g		

7 剂，水煎服，每日一剂。

药后出血渐止，继予六味地黄丸调理善后。

例2　袁某　女　47岁

半年来，月经一直提前 6～7 天，出血量多，淋漓不已，末次行经已二十天，持续不已，量少，色淡红，面目四肢水肿，腰腿酸软身倦乏力，纳少脘腹作胀，带下色白量多。舌苔淡白，脉沉弱。

证系脾肾两虚，中气下陷，冲任失摄，法拟补脾益肾，益气固本。

党参 20 g	黄芪 30 g	当归 10 g	阿胶 15 g^烊
炒杜仲 15 g	炒山药 30 g	海螵蛸 30 g	墨旱莲 30 g
血余炭 12 g	鹿角胶 10 g^烊	炙牛角 20 g	甘草 6 g
白术 10 g	熟地 12 g		

7 剂，水煎服，每日一剂。

药后腰酸减轻,出血停止,继予归脾丸及乌鸡白凤丸调理善后。

按:"功血"一证为临床常见,机体内外诸多因素都可诱发本病。如精神过度紧张、恐惧,环境改变,气候影响,过度劳累,嗜食辛辣、生冷,营养不良等均可影响大脑皮层的神经介质对内分泌的调节而致子宫内膜无规律、无周期性的异常出血。因此,除了药物治疗外,自身调节相当重要。要避免诱发因素,出血量多时应卧床休息及住院治疗。避免因大量出血引起休克或其他疾病的发生。

十七 运用人工周期法调治不孕症经验

　　女子不孕症,临床常见。肾主生殖,不孕与肾之功能关系密切。茅汉平主任医师认为"种子之法,即在调经之中"。不孕症妇女临床常以经血不调为首要症状,在排除男、女双方生殖系统异常情况下,根据女子在每个月经周期不同阶段气血阴阳盛衰的不同变化,分期用药,治疗女子不孕,效果较好,具体总结如下:

　　1. 行经期　宜因势利导,养血和血,理气调经。即"通因通用",经行量少者,补血通经;经量偏多者,止血以调经,胞宫虚寒者,温经活血以调经,脾气虚弱者,健脾养血以调经,随症灵活运用。盖"女子以肝为先天",调经之法,必以疏肝为首要,方选调经种子汤,以柴胡、香附疏肝理气,当归、川芎、熟地养血活血调经,吴萸、生姜暖宫散寒,云苓、陈皮醒脾助运以利生血之源,从经潮开始服用连用五天。

　　2. 经后期　即月经来潮后第五天起,因经血过后,气血皆亏,当补益气血以促卵泡发育,方选八珍汤合当归补血汤加减,肾阳虚加用仙茅、仙灵脾、菟丝子、肉苁蓉、巴戟天;肾阴虚加墨旱莲、女贞子、菟丝子、怀山药、制首乌等,连用五天。

　　3. 排卵前期　此期体温略偏低,将向排卵期高温相转化,是一个由阴转阳的过渡阶段,治疗上除使精血充足并达一定水平外,酌加温阳益肾活血调气之品,以阳施阴化,静中求动。通过补肾气,调冲任使天癸旺盛而诱发排卵,治宜益气养血,温补肝肾,方用党参、白术、茯苓、芍药、当归、川芎、熟地、炙甘草、菟丝子、杜仲、鹿角霜、桂枝、附子,在经期第10～15天服用,连用五天。亦可用下方,即肾阳虚用丹参、赤芍、桃仁、茺蔚子、香附、当归、桂枝、鸡血藤、川断,肾阴虚用丹参、赤芍、桃仁、红花、茺蔚子、香附、泽兰、熟地、枸杞、薏仁。

　　4. 排卵后期　月经周期的15～24天,此期基础体温呈高相水平,阴已转阳,为阳气活动的旺盛时期,即黄体生成期,治宜水中补火,阴中求阳,以利受精卵着床,法拟滋补肾阴,方选左归丸,药用熟地、山药、枸杞、山萸肉、菟丝子、龟板胶、鹿角胶,连服六剂。亦可用下方,肾阳虚用熟地、山药、首乌、龟板、菟丝子、川断、当归、阿胶;肾阴虚用熟地、山药、首乌、龟板、菟丝子、枸杞子、女贞子、墨旱莲、丹皮、肉苁蓉。

　　5. 经前期　月经周期的第25～28天。因女子"以血为本,以肝为先天"。肝失疏泄是引起妇科病的主要因素,在不孕症中占主要地位。因而经前期是疏肝理气,活血祛瘀,因势利导的最好时机,法拟活血调经。方选逍遥散加减:柴胡、当归、白芍、白术、茯苓、香附、甘草,气滞痛经者加玄胡、吴萸、桂枝、乌药等行气活血温经之品,在经前五天连服三四剂,直至经行。亦可用下法,肾阳虚用当归、赤芍、丹参、泽兰、熟地、香附、茺蔚子、川芎,肾阴虚用当归、赤芍、丹参、泽兰、熟地、香附、茺蔚子、肉苁蓉。

上法以三个月经周期为一疗程,若月经先后无定期者以月经周期的半数拟定排卵期,以类推各期,长期闭经者可按月经周期疗法反复进行,直至经行。再接着按经后期服药,或先用乙黄疗法至经行,再行中医周期疗法以治不孕。

典型病例(调经求嗣)

蔡某 女 27岁

月经五十天未潮,小腹作胀,带下不多,色白微黄,已婚一年半,未孕,以往经期衍后。脉细,苔薄白腻质淡红。输卵管通水试验(一),此值月经期,该至未至。法拟疏肝养血,活血调经。

柴胡 6 g	赤芍 15 g	当归 15 g	正川芎 10 g
肥桃仁 10 g	散红花 10 g	益母草 15 g	制香附 15 g
川牛膝 10 g	月月红 7 朵	丹参 30 g	泽兰叶 12 g
炒延胡 15 g			

7剂,水煎服,每日一剂。

二诊:

药后月经来潮,量一般,无血块,五天已净,经潮腰酸,带下色黄量多,二便正常。舌苔薄白,质偏红,脉细弦。此经后期气血亏虚,肾气不足,法拟补益气血,益肾调冲。

生熟地 10 g^各	当归 10 g	败酱草 30 g	甘杞子 15 g
蒸萸肉 12 g	正川芎 10 g	银花 24 g	金狗脊 15 g
炒白芍 10 g	菟丝子 12 g	仙鹤草 30 g	鸡冠花 12 g
怀山药 30 g			

7剂,水煎服,每日一剂。

三诊:

药后腰酸已止,带下减少,舌苔薄白,质淡红,脉细弦。法拟促卵泡发育。

当归 10 g	大熟地 12 g	甘杞子 15 g	肉苁蓉 12 g
炒白芍 10 g	熟女贞 15 g	菟丝子 12 g	炙甘草 6 g
正川芎 6 g	墨旱莲 15 g	仙灵脾 12 g	补骨脂 12 g
炙黄芪 30 g	党参 12 g	广皮 6 g	

7 剂,水煎服,每日一剂。

四诊:

经净天余,腰略酸,小腹隐痛,带下不多,畏寒,苔薄白,质淡红,脉细弦,法拟促排卵汤。

当归 10 g	菟丝子 12 g	蛇床子 10 g	补骨脂 15 g
车前子 15 g包入	制香附 12 g	仙茅 10 g	甘杞子 15 g
紫石英 30 g先煎	留行子 10 g	仙灵脾 12 g	黄芪 30 g

7 剂,水煎服,每日一剂。

五诊:

经净 15 天余,已进入黄体期,清稀白带增多,脉细,苔薄白腻,质淡红,拟促黄体生成汤意:

焦白术 10 g	熟女贞 15 g	炒杜仲 15 g	黄芪 30 g
黄芩 10 g	墨旱莲 15 g	菟丝子 12 g	党参 15 g
粉归身 10 g	苏芡实 20 g	狗脊 12 g	香谷芽 30 g
桑寄生 12 g			

7 剂,水煎服,每日一剂。

十八　治疗先兆流产经验

"胎漏"与"滑胎"临床常见,现代医学二者有所区别。"胎漏"即"先兆流产","滑胎"即"习惯性流产"。茅汉平主任医师认为:二者病机有相似之处,即禀赋虚弱,脾肾不足,气血亏虚,冲任失调而致肾不载胎,大致虚多实少,治疗关键为补脾肾,益气血,固冲安胎为要,具体总结如下:

(一) 治疗"胎漏"补肾健脾,益气养血安胎为法

基本方药

生熟地 12 g^各　　蒸萸肉 10 g　　怀山药 30 g　　党参 15 g

苎麻根 30 g　　焦白术 10 g　　炒黄芩 10 g　　炒杜仲 15 g

7 剂,水煎服,每日一剂。

随症加减

出血较多:加地榆炭 15 g、仙鹤草 30 g、墨旱莲 20 g;

腰骶酸痛:加桑寄生 12 g、金狗脊 12 g;

腰部下坠感:加升麻 6 g、黄芪 30 g;

小腹疼痛:加白芍 15 g;

恶心呕吐:加砂仁 3 g^{后下}、苏梗 10 g;

阴虚者:加石斛 12 g、阿胶 15 g^{烊化};

阳虚:加菟丝子 12 g、鹿角霜 10 g;

便秘:加肉苁蓉 15 g;

若跌扑伤胎者:加木香 6 g、茜草炭 10 g。

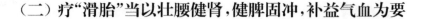

（二）疗"滑胎"当以壮腰健肾，健脾固冲，补益气血为要

基本方药

党参 20 g　　　黄芪 20 g　　　白术 10 g　　　白芍 6 g

炒川断 10 g　　菟丝子 10 g　　桑寄生 10 g　　杜仲 10 g

广皮 6 g　　　甘草 6 g

7 剂，水煎服，每日一剂。

随症加减

胎热者：加生地 10 g、黄芩 10 g；

腰酸明显者：加狗脊 12 g、补骨脂 12 g；

小腹坠胀明显者：加升麻 6 g、柴胡 6 g、山药 30 g；

胎漏：加阿胶 15 g[烊入]、艾叶炭 5 g、生地炭 10 g；

恶心呕吐者：加青竹茹 10 g；

胃弱者：加砂仁 3 g[后入]。

典型病例

例 1　滑胎　张某　女　34 岁

婚后一年人流后连续滑胎三次，今又怀孕三月，经常腰酸痛，下腹坠痛，近日加重，神疲乏力，食欲欠佳，舌稍红，苔薄白，脉滑。证属肾气不足，胎元失固。法拟补益肾气，固冲安胎，方用：

黄芪 30 g　　　党参 20 g　　　川断 15 g　　　杜仲 15 g

桑寄生 15 g　　白术 6 g　　　广皮 6 g　　　甘草 6 g

菟丝子 15 g　　砂仁 3 g[后入]

7 剂，水煎服，每日一剂。

药后腰酸明显好转，继以原方五剂巩固，后足月顺产，母子平安。

例 2　先兆流产　沈某　女　27 岁

重身 45 天，妊娠反应（阳性），泛恶，胃纳不良，口干，小腹疼痛阵作，带下不多。近 10 天发现少量黑色分泌物，小便正常，大便偏干，3 日一行。舌苔薄白，质淡红嫩，脉细弦滑。

证系肾虚冲任不固,带脉失约,胎动不安。法拟益肾调冲安胎:

炒黄芩 10 g	枇杷叶 12 g去毛	海螵蛸 20 g	炒生地 10 g
焦白术 10 g	苎麻根 40 g	墨旱莲 20 g	桑寄生 10 g
青竹茹 12 g	仙鹤草 30 g	地榆炭 15 g	

7剂,水煎服,每日一剂。

药后诸证平稳,继以五剂巩固疗效。

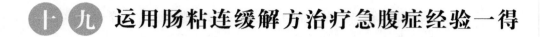

十九 运用肠粘连缓解方治疗急腹症经验一得

肠粘连是临床常见病,其病因除先天因素之外,损伤及炎症是其主要原因,临床上肠粘连病人多发生于手术之后,尤其是阑尾炎或盆腔手术后并发肠粘连的机会最多。肠粘连病人的症状可因粘连程度和部位而有所不同,轻者可无任何症状,或偶尔在进食后出现轻度腹痛腹胀,重者可经常伴有腹痛腹胀,嗳气、打嗝、排气不畅、大便干燥等,甚者变成肠梗阻等急腹症。茅汉平主任医师运用肠粘连缓解方随症加减治疗肠粘连,轻者用活血化瘀、软坚散结,辅以行气止痛法,重者以行气止痛,疏通肠管,辅以活血化瘀、软坚散结,对急腹症的治疗有一定效果,具体总结如下:

(一)肠粘连缓解汤方

川朴 10 g	木香 10 g	乌药 10 g	炒莱菔子 15 g
桃仁 10 g	赤芍 10 g	芒硝 6 g^{冲入}	番泻叶 10 g^{泡服}

7 剂,水煎服,每日一剂。

(二)随症加减

术后肠粘连者:加三棱、莪术、海藻、红花、三七、皂刺、山甲、生牡蛎等;
便秘甚者:加火麻仁、枳实、大腹皮、威灵仙等。

按:六腑以通为用,通则不痛,故疼痛甚者或以行气或以活血,或以通便,慎用止痛之药。

(三)典型病例

盛某 男 53 岁

直肠癌术后改道,三天前腹痛泛恶,经胃肠减压,仍感不适,大便不通。脉细弱,苔薄白腻,质淡红。证系肠道粘连腑气不通,予行气通腑,予硝菔通结汤合肠粘连缓解方意:

制川朴 15 g	炒莱菔子 15 g	芒硝 6 g^{冲服}	生大黄 6 g^{后下}
肥桃仁 10 g	花槟榔 12 g	焙蛴螂 4 g	台乌药 10 g
威灵仙 15 g	广木香 10 g	赤芍 10 g	

7剂,水煎服,每日一剂。

服药一剂后,大便得通,腹胀即减。

（四）经验体会

西医对肠粘连的治疗方法以手术为主,但这种机械性刺激,还可能造成新的粘连,运用肠粘连缓解汤,不仅可以解决便秘问题,还可使粘连成片的肠管重新恢复正常形态和功能,促进肠管蠕动,使患者避免手术之苦,方中川朴配枳实为急性肠梗阻之主药(腹满用枳实,胸满用枳壳),木香理气止痛,乌药下气消胀,芒硝软坚,其在小肠中促进推进功能作用优于大黄。赤芍、桃仁活血化瘀、润导大肠,皂刺、牡蛎缓解组织粘连,全方配伍,对缓解粘连性肠梗阻,效果较好。

治疗颈椎病经验

颈椎病是因为颈椎间盘退变、椎体骨质增生病变产生的一系列症状,临床也称为颈椎综合征,由于创伤及长期劳损,使椎神经根、颈脊髓、椎动脉、交感神经及颈部软组织受到刺激或压迫产生一系列症状,常表现为颈肩疼痛,上肢麻木、肌肉无力、眩晕、猝倒等症状。茅汉平主任医师认为本病的病因为外伤劳损及外感风寒湿邪,致使气血运行不畅,筋脉失养而致骨骼筋脉受损,运用"颈椎方"治疗该病,对缓解颈部痉挛,减轻肢麻及眩晕症状,提高脑部供血,疗效较好。

具体总结如下:

(一) 基本方药

| 粉葛根 20 g | 威灵仙 12 g | 炒白芍 24 g | 炙甘草 6 g |
| 紫贝齿 30 g^先煎 | 丝瓜络 15 g | | |

7 剂,水煎服,每日一剂。

(二) 随症加减

血压偏高者:加甘菊花、明天麻、嫩钩藤等;
上肢疼痛麻木:加片姜黄、正川芎、酒桑枝等;
胸闷、心悸:加炒枣仁、云茯神、丹参;
血黏、血脂偏高者:加川芎、干地龙、焙水蛭、生山楂等。

(三) 典型病例

金某 男 56岁

头昏项强,右肩时或酸痛牵强、举棹不利已历一年,左手颤抖无力。脉弦细,苔薄白腻,质淡红,X线示颈椎退变。

证系肾虚骨弱,脉络失和,法拟益肾壮骨、和络荣脑,舒筋活血。

拟方：

紫贝齿 30 g^{先煎}	炒白芍 30 g	伸筋草 15 g	鸡血藤 20 g
粉葛根 30 g	炙甘草 10 g	片姜黄 12 g	炒杜仲 15 g
威灵仙 20 g	丝瓜络 15 g	怀牛膝 15 g	淡全虫 5 g
紫丹参 30 g	寻骨风 12 g		

7 剂，水煎服，每日一剂。

药后诸症减轻，原方继加川芎 10 g、徐长卿 20 g，连服 7 剂以巩固。

（四）临床体会

颈椎方中紫贝齿镇眩平肝，葛根解肌舒筋，威灵仙通络消刺，炒白芍、甘草解痉，丝瓜络通络，全方配伍严谨，对颈部各种压迫症状具有明显效果，同时配合颈椎操锻炼更为有效。

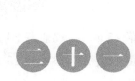 **运用内服与外治法结合治疗**
肋软骨炎经验

　　肋软骨炎是胸肋部常见的一种软组织损伤,是一种非化脓性炎症。不少病人是因胸肋部某处莫名肿痛而就医,除了肋软骨增粗、膨大,局部压痛明显外,全身情况良好。轻者常可自愈,重者深吸气、咳嗽或上肢活动时常疼痛加剧,影响工作,茅汉平主任医师认为:肋软骨炎多由负重或劳伤挤压,导致胸肋关节面软骨的水肿增厚,是由无菌炎症反应所致。患者局部隆起压痛明显,痛点固定不够,乃属"气滞血瘀"之症。气滞血瘀,不通则痛,应用活血化瘀、理气散结之"复元活血汤"加减治疗,效果较好,具体总结如下:

(一)基本方药

01 　　**内服方**

桃仁 10 g	红花 10 g	当归 10 g	赤芍 10 g
柴胡 6 g	川楝子 10 g	瓜蒌皮 15 g	枳实 10 g
威灵仙 10 g	炮山甲 6 g	炙土元 6 g	徐长卿 20 g
川芎 10 g	元胡 15 g	制乳没 10 g各	

7 剂,水煎服,每日一剂。

02 　　**外用方**

生军 20 g酒炒	芙蓉叶 15 g	丁香 10 g	白芷 15 g
没药 10 g	延胡索 15 g	乳香 10 g	

7 剂,水煎服,每日一剂。

上药共研极细末,酌取适量醋调外敷患处,每日 1 次。

（二）临床体会

肋软骨炎是由于局部无菌炎性反应所引起的软组织病变,发病部位多为胸骨第2~4肋软骨,主要原因为负重、挤压引起软组织损伤,但也有人认为与病毒感染有关,临床触诊检查是关键,主要根据肋软骨处肿大隆起结块,皮肤不红,有压痛,患者常自觉胸部钝痛或锐痛,严重者深呼吸、咳嗽或举臂、侧身时疼痛加剧为特征,以此与其他内科病症相区别,有的疼痛消失后肿块可存留较长时间,肿大的肋软骨甚至可持续数月或数年之久,有的劳累后疼痛还会发作。运用内外兼治之法治疗该病,能使患者气血调畅,疼痛减轻。特别方中威灵仙一味,消骨鲠、通经络,配合全方对促进局部炎性吸收,增进血液循环,具有十分确切的疗效。

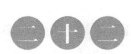 **应用芍药甘草汤治验举要**

（一）震颤麻痹（帕金森病）

瞿某 男 57 岁

1998 年 12 月 7 日初诊。患者四肢强直伴痉挛、颤抖年余,确诊为帕金森病。近月来症情加重,头昏不著,言语尚清晰,一般症状尚可,苔薄白腻质淡红,脉紧弦。

证系肝阳上亢,虚风内动,拟养肝熄风安神,方药如下:

杭白芍 40 g	白蒺藜 12 g	嫩钩藤 15 g后下	炙甘草 10 g
生牡蛎 30 g先煎	云茯神 15 g	明天麻 10 g	炒僵蚕 10 g
甘菊花 10 g	淮小麦 30 g	广地龙 12 g	酸枣仁 15 g

7 剂,水煎服,每日一剂。

药后,四肢强直明显好转,震颤亦减轻,继予上方加夜交藤 30 g,连服七剂,以改善睡眠状况。

按:本病常见有肌强直、颤抖等症状,因此,应用芍药甘草汤配以平肝潜阳、息风通络之品,每获良效,实验证明,芍药有镇静、抗惊厥,平抑肝阳作用,临床治疗本病的关键,芍药用量宜大。

（二）肩周炎

胡某　女　36 岁

1998 年 4 月 12 日初诊。患者右侧肩背酸痛不适伴右上肢抬举困难已历一年，X 线摄片示：肩关节无异常，经用芬必得等解热止痛剂治疗效果不明显，查看舌苔薄白，质淡红，脉细弦。

证系风寒入络，筋脉不利，治拟祛风散寒，舒筋和络，方用：

炒白芍 20 g	炙甘草 6 g	伸筋草 15 g	川羌活 10 g
左秦艽 15 g	当归 10 g	正川芎 10 g	徐长卿 15 g
威灵仙 15 g	制附片 10 g	粉葛根 18 g	丝瓜络 15 g

7 剂，水煎服，每日一剂。

药后肩部随即舒畅，抬举时掣痛已不明显，上方继服五剂，并嘱其加强肩关节锻炼，以巩固疗效。

按：芍药具有养血敛阴作用，与炙甘草合用，酸甘化阴，滋养经脉，共奏镇痛、舒筋之效，临证配以活血通络之品，治肩周炎疗效甚佳，此外，本方酌加杜仲、木瓜、牛膝等品，对治疗根性坐骨神经痛也有良效。

（三）慢性结肠炎

刘某　女　55 岁

1999 年 3 月 21 日初诊。患者脐周及左下腹时痛，大便溏结不调，黏滞不爽，日 3～5 次，便后则痛减，进食油腻则泻甚，偶或腹胀，诸症时作时止，已历半年余，痛苦异常。观其一般症状可，胃纳一般，时或口苦。脉濡细，苔薄白腻，质淡红。

证系肝脾不和，湿热蕴肠，拟调和肝脾，清肠止泻，方药：

炒白芍 15 g	炙甘草 6 g	熟薏仁 24 g	怀山药 15 g
川连 5 g	煨木香 6 g	煨葛根 15 g	炒地榆 15 g
砂仁 3 g^{后下}	当归 10 g	香谷芽 30 g	炒黄芩 10 g
广皮 6 g			

7 剂，水煎服，每日一剂。

药后腹痛减轻,大便调顺,嘱继服原方五剂,并注意饮食调理,另用参苓白术丸,继服善后。

按:慢性结肠炎,肠道阵发性痉挛,往往腹痛阵作,"芍药甘草汤"具有缓解胃肠平滑肌痉挛作用,并且药理研究证明,芍药对大肠杆菌、痢疾杆菌等具有较强抑制作用,因此,本方既能缓急止痛,又能抗菌消炎,所以治疗慢性结肠炎疗效较好。

(四)颈椎骨质增生

张某 女 36 岁

1999 年 5 月 18 日初诊。患者项部强痛伴肩背板滞酸楚已历二年,颈椎侧位片提示:颈椎病(生理弧度消失,C4—C5 椎体后缘轻度骨质增生),余症尚可。舌苔薄白,质淡红,脉细弦。此责之肾虚骨弱,脉络失和,拟益肾壮骨,缓急舒筋,和络止痛为法,方用:

炒白芍 20 g	炙甘草 6 g	粉葛根 24 g	当归 10 g
伸筋草 15 g	鸡血藤 30 g	川芎 10 g	威灵仙 18 g
紫丹参 15 g	补骨脂 15 g	左秦艽 12 g	片姜黄 10 g
路路通 10 g			

7 剂,水煎服,每日一剂。

药后项强减轻,嘱继服上方 2 个疗程以巩固疗效,并配合功能锻炼,3 个月后随访,患者自诉诸症消失。

按:颈椎病往往以肩颈部强急掣痛,有时牵及肩背部疼痛为主症,芍药甘草汤有较强的解肌舒筋作用,能缓解筋脉拘急,与葛根等配伍,能有利于椎基底动脉供血不足的恢复,因此治疗因颈椎骨质增生所致的各种症状,效果明显。

茅汉平主任医师在临床治疗中往往独辟蹊径,抓住疾病的本质,或同病异治,或异病同治,同中有异,治疗独到,特别对一些疑难病症往往有出奇疗效。

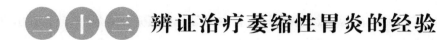

二十三　辨证治疗萎缩性胃炎的经验

慢性萎缩性胃炎(CAG)是以胃黏膜固有腺体萎缩变薄为特征的慢性消化系疾病。本病病程长，迁延难愈，常呈进展性，并与胃癌有一定的关系。茅汉平主任医师根据多年的临床经验，认为该病的本质在于"毒""虚""瘀"，并总结萎缩性胃炎治疗八法，具体总结如下：

（一）久病多虚，补虚注重升降

萎缩性胃炎病程较长，临床常表现一系列虚弱症状，调补之法当遵"胃宜降则和，腑以通为补"原则。盖药之入口，必靠脾胃为之纳运化解、吸收，以达病所而除病。病久伤脾，脾虚失运，甚至拒纳水谷，不先调脾胃，理气机何以为治，虽有良药，病何以得除？且脾胃虚弱，致使胃黏膜屏障受损，进一步加重胃之运动功能障碍和分泌功能紊乱。因而，先生认为："治中焦如衡""非平不安"，调理气机，使中焦升降如常乃是调补之大法。常用方药：党参、黄芪、白术、茯苓、木香、枳壳、山药、鸡内金、熟地、砂仁、广皮。方中药物醒脾健胃，补而不滞，能升能运，合脾胃升降之性，使脾胃健运，气血旺盛，以致萎缩之胃黏膜得以滋润荣养而逆转。

（二）峻药轻投，健脾在于灵动

萎缩性胃炎常见症状脘部痞满、胀痛、嗳气频作，消化不良。临证施药剂量过大、药味过多，势必增加胃纳负担，不利胃黏膜恢复，组方用药当于补益之中蕴含通调气血之药，药量宜轻，药性宜平。注意轻灵活泼，凡大苦大寒、味厚甘腻、辛温燥烈、损伤胃气之品，皆非所宜，力求清润不腻，甘补不壅。先生处方用药常佐山楂、麦芽、谷芽、鸡内金、神曲、莱菔子、槟榔等消食导滞、化积和胃之品，其主要作用在于健脾开胃，促进消化，或者促进消化液分泌，增进胃肠运动功能，使补而不壅，攻勿伤正，以使脾运胃健，从而增强胃黏膜保护屏障。

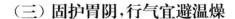

（三）固护胃阴，行气宜避温燥

由于胃之腺体萎缩，致使胃酸及胃蛋白酶等消化液分必不足，临证表现出胃阴不足，津液缺乏征象。盖胃为中土，喜润恶燥，胃阴不足，胃失濡养，势必减弱胃黏膜保护因子。因而，健脾行气，动辄滥用砂仁、豆蔻、良姜、厚朴、丁香、荜茇等辛散破气，温燥劫阴之品，极易导致胃腑津枯血瘀而致内结癥块（癌变）。因此，先生组方用药强调养胃阴，和胃气，行气而不伤阴，常用甘松、八月札、香橼、佛手、川楝子以及花类药物玫瑰花、绿萼梅等，不但能促进气血流通，胃黏膜得以濡养，并且药性平和，所含芳香挥发油能直接兴奋胃肠道平滑肌，有很好的健胃消痞作用，能增强胃黏膜屏障功能，使萎缩的腺体得以修复，能有效地治疗萎缩性胃炎，防止向肠上皮化生及异型增生等癌前期病变发展。

（四）治病求本，扶正善用甘酸

萎缩性胃炎之本在"虚"。萎缩性胃炎一般均有胃液量减少及低酸或无酸现象。胃镜观察证实，萎缩性胃炎黏膜红白相间以白为主或有黏膜僵厚，血管网透见，黏膜干燥，分泌量少。胃汁不足，何以消谷？《临证指南》谓"阳明燥土，得阴始安"，先生宗叶天士"养胃阴"法，方用党参、白术、茯苓、炙甘草、石斛、麦冬、山药、白芍、焦山楂、乌梅、炙鸡内金、香橼皮，以轻柔之药缓其中，顺其气、升清阳、降浊阴。方中芍药、甘草酸甘化阴，滋脾柔肝，兼顾二脏，甘能缓急，酸能敛阴，且芍药虽属阴药，能收能散，无凝滞之弊，得甘草为伍，通补胃络，实有气血两调之功，山楂、山药一补一清，益阴健脾，合乌梅、炙鸡内金加重补益脾胃，生津消导作用，以促进胃泌酸功能的恢复。通过扶正健脾，甘酸调理，可以改善胃酸分泌功能，使胃黏膜病变修复，从而治疗慢性萎缩性胃炎，疗效确切。

（五）活血化瘀，不忘虫类搜剔

叶天士云："胃痛久而屡发，必有凝痰聚瘀。"萎缩性胃炎病情缠绵，病程较长，"久病必瘀"，其所表现的血瘀证临床常见，尤其 CAG 胃镜发现，胃黏膜色泽无华，血管透见，如伴腺窝增生或上皮化生病变，则黏膜增厚，粗糙，呈颗粒或结节僵硬感，表现出胃内血瘀络阻之象。因而治疗该病，有关专家提出活血化瘀法要贯穿于 CAG 治疗的全过程，也是治疗本病的关键。先生常用丹参、三七、延胡索、乳香、没药、三棱、莪术行气活血化瘀之品,常佐以刺猬皮、炮山甲、九香虫、五灵脂、炙土元、淡全虫等虫类药,消息肉、化瘀滞、活血化瘀,散结通络止痛。先生认为"初病在经,久病入络",虽然治疗萎缩性胃炎组方用药配伍活血化瘀之品,可改变血液流变学,增加胃黏膜的血流量,改善微循环,抑制组织异常增生,消除炎症,镇痛,调节免疫功能,但如果加用一些虫类搜剔之品,不仅能散结通络,消除胃黏膜萎缩及增生之僵硬结节,同时能调节代谢失调和神经血管营养作用,从而达到抑制或逆转胃黏膜的萎缩,促进固有腺体再生,能使肠上皮化生和增生性病变得以转化和吸收,改善萎缩性胃炎临床症状,使疾病自愈。

(六)肝木犯胃,止痛佐以疏肝

经云:"百病皆生于气也"。肝禀木性,专主疏泄,若肝气郁滞,横逆犯胃,则气机阻滞、胃失和降;若肝郁化火,灼伤胃阴,则胃阴不足,络脉失养,从而皆可使病情加剧。先生认为,萎缩性胃炎久病多虚,其肝木犯胃之证,乃中虚气滞,致使肝失疏泄,治法当于健脾补中之中佐以疏肝缓急之品,而行气破气之品,似非所宜,应以疏肝、和肝、柔肝为要,常用枳壳、苏梗、白芍、炒猬皮、白蒺藜、炒麦芽等轻疏肝木之药以补虚缓急止痛,对于肝木太过者,治宜苦辛并进,常以吴萸配川连,元胡配川楝,枳壳配郁金,以奏辛开苦降,止痛疏肝之效,切勿以味厚燥烈、开破之品疏肝破气,使胃阴更耗,中气更伤,木火更炽,而致病情加重。

(七)证病相参,把握抗菌关键

临床研究发现,萎缩性胃炎胃酸常降低或缺乏,而胃酸降低,势必杀菌作用减弱,胃内细菌滋生,尤其幽门螺杆菌感染率较高,这就促使胃黏膜活动性炎症加剧,使病灶扩大,病情加剧,反复难愈,有鉴于此,先生常于辨证施治同时加以辨病用药,常用蒲公英、铁树叶、蛇舌草、半枝莲以抗菌消炎,如夹热者加黄芩、黄连;兼湿者加白蔻仁、藿香、佩兰;脘胀者加槟榔、川朴等,实践证明,诸药均有较强抗菌消炎、杀灭幽门螺杆菌功用,对阻止萎缩性胃炎进一步发展,消除其癌前期病变具有十分重要的作用。

(八)舌为胃镜,用药必重舌苔

经云:"有诸内必形诸外""舌为心之苗,舌为胃之镜",根据舌诊特点可推断本病病情及预后,盖阳明胃腑,多气多血,胃中气血挟邪气上潮于舌,则可形成各种舌苔。临证关键必察舌苔之厚腻、花剥,舌质津液之有无,舌质胖嫩瘦瘪、色红色淡等。萎缩性胃炎一般初期邪盛,可见湿热型、食滞型舌苔;中期可见阴虚型、气虚型及气阴两虚型舌苔;后期多见血瘀络阻之舌苔。根据这些舌苔、舌质变化可判断病情之轻重及转归,指导临床用药。

总之,茅汉平主任医师认为,治疗萎缩性胃炎抓住"毒""虚""瘀"三个病机关键,八法相参,对逆转萎缩性胃炎,防止向中、重度肠化生及不典型增生发展,具有较好的疗效。